止痛的秘密

拯救無數慢性疼痛患者！
醫學博士帶你走出身心不安的負循環

CONQUER CHRONIC PAIN

An Innovative Mind-Body Approach

彼得・普瑞茲柯 Peter Przekop —— 著

沈維君 —— 譯

獻給美麗動人、永遠獨一無二的愛莉森
以及我們的兒子克喬（Kojo）

目錄

平衡

致謝

我想感謝許多為這本書貢獻點子的人。首先，最重要的是，我想感謝所有與我互動過的病人，他們容忍我的不足，讓我有所成長。感謝我的父母與家人，瑪麗露（Marylou）、本恩（Bun）、珍（Jayne）、卡爾（Kal）與崔西（Trixie）。感謝查特（Chet）、奧斯卡（Oscar）、湯姆（Tom）、奧帝斯（Otis）、菲比（Phoebe）、莎夏（Sasha）、泰德（Ted）、崔娜（Trina）、立齊（Ziggy）和喬（Joe）；還有傑（Jay）、道格（Doug）、湯姆（Tom）、吉姆（Jim）、喬（Joe）、安尼斯（Anis）、賽得（Said）、比利（Billy）、馬克（Mark）、吉瑟拉（Gisela）、比爾（Bill）、吉姆（Jim）、約翰（John）和鮑伯（Bob）。此外，許多人儘管我在此並未提及，不論他們對我的發展有無具體幫助，我仍然感激。

我也要萬分感謝凡斯・海曼（Vince Hyman）、席德・法拉爾（Sid Farrar）與海塞・席爾斯比（Heather Silsbee）編輯此書，並在整個過程中提供支持。感謝約翰・哈斯特（J. P. Hearst）繪製本書圖表、莉茲・奇普（Liz Kipp）與愛莉森（Allison）協助編輯。

引言

我相信沒有人生來就是要受苦的。我也相信，你的大腦、心智與身體都有自我療癒的能力（我對「心智」的定義是，我們描述眼前事物的能力、回想過往經驗的能力，以及想像未來情境的能力）。如果此刻你正飽受慢性疼痛之苦，我希望透過本書幫助你重拾療癒自己的能力，因為你和每個人都理應獲得這種能力。我希望能善盡我的職責，終止疼痛。

本書中有許多想法乍看違背常理。我們是在小時候瞭解疼痛的，碰到很燙的爐子會痛，撞傷也會痛。因此，我們習以為常地認為疼痛與特定傷害有關。

短期（急性）的疼痛確實如此。可是，一旦疼痛持續好幾個月，情況就會改變，發生違反常理的事情。

身為醫生，我終其職業生涯都致力於治療慢性疼痛。我有愈來愈多病人每天都飽受疼痛之苦，疼痛漸漸變成家常便飯。然而，造成他們疼痛的原因卻依然成謎。我的病人與撞到頭的小孩子不同，他們即使接受治療，依然不清楚自己究竟為什麼感覺疼痛（其他治療他們的醫生往往也一頭霧水）。醫生通常會告訴病人，疼痛的原因是身體的某個地方受到了損害，可能是哪裡有所損傷，或是哪裡發炎、有傷口，卻尚未療癒。

可是，慢性疼痛有個特性十分不尋常。包括我在內，許多醫生觀察出現同樣病理（病情相同）的病人，經過對症下藥，接受適當治療之後，身體的疼痛並未持續出現。舉例來說，有個人可能因為頸椎受傷而患有慢性疼痛，但另一個同樣頸椎受傷的人，經過一定時間之後，疼痛卻消失了。為什麼這兩個人下場不同？為什麼其中一個人苦不堪言，另一個人卻心情大好？

這個問題還沒有完整的答案，許多專攻慢性疼痛的醫生與學者都還在探究答案，不過，我與許多醫學專業人員都相信，有一部分的答案在於，從某種實質的意義來看，疼痛「就在你的大腦中」。強而有力的證據顯示，慢性疼痛發生在你的大腦中，你獨一無二的心智將決定你如何解讀從身體傳到大腦的訊號。這一點導致每個人擁有各自不同的疼痛經驗。

我之所以說本書的想法乍看違背常理，原因就在於此。本書的重點不在於幫助你「修復」你認定的疼痛來源，不論那是你的脖子、背、關節，還是臀部。這本書的重點在於你，涵蓋整個「大腦—心智—身體」的你。因此，我撰寫此書的目標是幫助你瞭解慢性疼痛的惡性循環，好讓你重新訓練自己的大腦、心智與身體，打破這個循環。

※ 請記下來 ※

如果你此刻正飽受慢性疼痛之苦，而且你採取的治療方式並未奏效，本書可以提供你一個成功治癒數百人的方法。書中收錄的觀念與練習並非用來取代醫生的治療，如果你的醫生擬定的治療計畫對你有幫助，就無須換成本書的治療方式。相反地，假設兩種療法相輔相成，本書的用意是提供你額外的補強方式。或者，本書可以提供另一個選項，萬一你目前的療法長時間以來都沒有緩解疼痛，你就可以嘗試另一條路。

然而，如果你沒有聽從建議，持續且徹底地執行既定的程序，本書的療法或任何治療方法都無法奏效；當然，前提是沒有出現任何負面反應的話。萬一你發現自己的病情惡化，你就應該停止任何療法，包括本書的練習。一旦如此，你應該立刻停下來，尋求專業協助。

我在書中收錄的練習可以幫助你發展自己的洞見，釐清你的大腦—心智—身體如何感覺到慢性疼痛，並找出原因。第一章，我會以自己的經歷作為開場白，從我對心智開始感到好奇的學生時期講起，一直到我成為幫助病人治療慢性疼痛的醫生。這一路走來，我始終保持好奇心，傾聽病人的心聲，從跟你一樣的人身上學習，進行研究。當我發現有效的治療方法時，就以此為基礎，和我的病人嘗試新療法。

在這本書中，你將得知我和其他學者過去十年來的發現：造成我們慢性疼痛的原因，很可能早在身體實際感覺到疼痛之前就已經在醞釀了，其中可能包含情緒上或社交上的痛苦。當你往下讀，就會明白我這番話的意思，還有為什麼情況如此。

以S為例。我遇到S的時候，她已經虛弱疼痛到必須坐在輪椅上了。我剛開始治療她的前兩週，她還不知道此刻身體的疼痛其實早在許多年前就開始了，時間可能可以追溯到童年時期。她的疼痛不是身體性質的疼痛，而是一種截然不同的疼痛。她之所以會疼痛，是因為她曾經是情緒暴力與性虐待的受害者。她不知道這些不幸的事件已經為未來的虛弱與疼痛種下因子。她需要洞悉她的過去、她真正的感受，以及她如

何在身體、大腦與心智中保有那些感受與回憶。當她清楚這一切之間的關聯，她就可以進行一些練習，幫助她改變自己的生活，擺脫輪椅，從此身體、心理與靈性上都不再感到痛苦。在她親身體驗這些成果之前，她一直以為自己的生活不可能擺脫疼痛的糾纏。

S透過一些練習（例如你即將在本書中學到的）學習如何勇敢深入她的大腦—心智—身體，體驗過去不曾感受到的一切，處理這些感受，然後擺脫重擔。我知道S的故事聽起來可能難以置信，或許有點像你在廉價雜誌封底或深夜電視節目上看到神奇療癒的老花招。但是，過去兩年來，我觀察了六十一位坐輪椅的病人，他們的疼痛都減輕了，而且再也不需要輪椅。我曾經目睹超過五百人運用類似這本書收錄的練習，戲劇性地減輕疼痛。

我的治療方式與這本書的基礎在於相信，根據我的臨床工作和研究，造成人們慢性疼痛的原因大多結合以下情況：

- 他們過去的經驗
- 他們如何處理那些經驗
- 他們當下受到的刺激
- 他們的「認知風格」（cognitive style），或他們的思考模式與處理資訊的方式

等你讀完整本書，你就會更瞭解這些關鍵的概念，以及這些概念如何讓你擺脫慢性疼痛。

針對你的旅程，我設定的目標

本書分為兩部，第一部是資訊性的內容，你將得知慢性疼痛的本質、大腦的結構、心智與大腦的差異、心智如何運作，以及大腦與心智的功能如何因慢性疼痛而改變。一開始，你將思考一個看似頗有爭議的問題：**慢性疼痛有多像上癮？**你也會得知，在理智的層面上，釋懷過去的不幸與負面的經歷，可以幫助你的大腦、心智與身體恢復健康。得知這項資訊，對你的復原至關重要，但是，你不能光靠理智來克服慢性疼痛。

唯有透過一些運動，啟動身體天生的療癒力，才能恢復大半的健康。第二部收錄十八種練習，幫助你達成目標。有些練習包含動作，但大部分練習是用來幫助你探索內在，那裡才是真正展開療癒的地方。

閱讀本書之後，你將清楚瞭解我對慢性疼痛的定義，並對這個領域具備全新的概念，例如：目前美國如何治療慢性疼痛、慢性疼痛的折磨有多普遍、目前許多療法造成什麼問題。等你讀完所有章節，你也會對大腦如何運作有基本的認識。你將明白你的大腦有能力持續改變，這種概念與你原先的認知相反，你以前或許根本沒聽過這種論點。你將瞭解我們所謂的「心智」究竟是什麼東西、具備什麼能力，原來心智能夠呈現出現實，幾乎就像在我們的大腦中播放電影。你將更進一步明白，這種在大腦描繪出世界的能力可以載舟，也可以覆舟，有時對我們會有驚人的助益，但一旦這部「電影」變得負面，而且一再重複負面訊息，就會造成傷害。

如果你此刻正患有慢性疼痛，你將洞察自己的信念，發現或許是你的信念導致你陷入痛苦的深淵。你將瞭解慢性壓力與其他因素，例如無法感覺、在處理情緒上遇到困難和缺少有效應對的能力，在在都會導致慢性疼痛。你將發現你的「自傳敘事」（autobiographical narrative），亦即你告訴自己的人生故事，會影響你每天的經驗。你會明白你的描述與你的即時記憶（亦即幫助你瞭解自己生活的工作記憶〔working memory〕）息息相關，都會影響你的疼痛經驗。最後，你將得知，一旦少了心智與感知能力，就沒有疼痛；只要明白疼痛不過是一種感覺或能量，就不會再繼續受苦了。

我知道這些概念或許聽起來太過極端，此時你很可能不覺得有道理。然而，隨著閱讀本書，你將明白這些概念背後自有邏輯，能引導你更加瞭解自己如何經歷慢性疼痛，進而徹底改變體驗疼痛的方式。書中收錄的練習和背景知識為你帶來改變生命的可能性。我之所以希望你閱讀本書，我抱持的目標和我對病人的目標一致：但願你與疼痛從此斷絕關係。

第一部

我們為什麼感到疼痛？

第1章

從我的病人身上學到的課題

並非每個人受傷之後都會繼續患有慢性疼痛，只有少數的人如此。慢性疼痛有許多吸引人的謎題，這便是其中之一。也是因為如此，我對慢性疼痛才如此好奇，把工作重點全都放在這個領域。我想知道究竟是什麼導致這一小群人罹患持續性的疼痛。更重要的是，我想知道我是否可以逆轉疼痛的過程。

大約十年前，我開始在門診治療罹患慢性疼痛的病人。全美有一億人左右飽受慢性疼痛之苦，他們只是其中的少數（全世界有十五億人患有慢性疼痛）。他們的病例頗具挑戰，而我面對挑戰，鮮少退卻！

我決定蒐集更多資料。我盡可能找到許多患有嚴重慢性疼痛的病人，傳統療法用在這些人身上都沒有效果，而且他們已經到了覺得自己別無選擇的地步。有些人想一死了之。他們完全無助，感到絕望。為了得到更多資訊，每週一晚上，我都和他們一起在私人執業的傳統疼痛治療診所聚會，並邀請我太太與會，她是小兒科的神經學專家。第一次聚會時，我一開始先鼓勵病患發言。我就只是讓他們互相傾訴自己一路走來的故事，以及他們此刻的痛苦。

這些病患的故事顯示出他們面臨的問題有多困難。聆聽他們的經歷，可以讓我獲得有用的資訊。傾聽他們訴說之際，我開始明白所有人早在身體開始疼痛之前，就已經痛苦很久了。然而，每個人都打從心裡認定沒有人會瞭解他們的痛苦，認為自己的疼痛經歷是獨一無二的，他們覺得自己受到遺棄，只能獨自受苦。

在這次聚會之前，顯然別人只詢問他們的症狀與疼痛指數。這場聚會似乎是他們第一次有機會向其他人完整說出自己的故事，而聽眾又願意聆聽他們訴說疼痛對自己的意義，不只是聽他們描述症狀，或要求他們從一到十判斷疼痛指數——醫療專業人員常利用這個問題評估疼痛的嚴重程度。僅僅透過傾訴自己故事的過程，他們便漸漸展開了療程。以下是他們分享的幾個例子。

這是M，她罹患慢性疼痛已經超過二十年了。她覺得這種慢性疼痛擴散到全身，摧毀了她的社交生活。她已經好多年不曾與人親近了，開始到了考慮自殺的地步。她已經看了更多醫生，試過更多藥，數量多到連她都數不清了。M深信沒有人瞭解她的痛苦，也沒有人明白她的絕望有多深。當她開始當眾坦承這一切，她發現在場的其他人很容易就能感同身受。這為她的療癒之旅打開了一扇門。

這位是V，忙碌的女性，三個孩子、事業與年邁的父母似乎都需要她照顧；還有一位有特殊需求的哥哥，她每週必須前去探訪幾次。兩年來，V一直覺得臀部與下背部有種深層的疼痛，而且愈來愈痛。儘管如此，她還是忍下來了。她不希望家人得知疼痛對她造成多大的影響，因為她怕他們失望。她害怕他們會把她當成惡妻、疏於照顧孩子的媽媽、背棄兄妹情的妹妹與漠不關心的女兒。

這是D，越戰老兵，他從未告訴別人自己過去的戰爭經歷。D每一個關節都在疼痛。他不知道他的恐懼、他目睹的一切、他埋藏在內心的戰爭記憶，全都是造成他疼痛的原因，直到他開始釋放壓抑數十年的情緒，他才有所領悟。

沒想到只是提供慢性疼痛患者一個公開的論壇，讓他們討論自己的經歷，居然會產生這麼大的效果，讓我大為驚奇。許多人開始加入這個團體。我漸漸相信，這些病患除了已經確診的特定疾病之外，還患有一種獨特的疾病，名為「慢性疼痛」。

我並非每次都對他們這麼溫和。我會鞭策他們深入探索埋藏在內心的一切，釐清他們此刻正經歷什麼情緒、試圖逃避或壓抑什麼情緒。我明白，他們長久以來一直被告知自己病了，時間久到在某種意義上他們自己變成了疾病本身。

T是最好的例子。他每天都飽受慢性頭痛之苦。他會走進會議室，坐在椅子上，抱著頭，閉上眼睛往前傾。他認定自己永遠都會這樣頭痛下去，未來毫無希望可言。我知道他的病例正好符合典型的慢性每日疼痛症狀，這種頭痛會讓他變得特別虛弱。

這種病剛開始發作時，往往不是緊張型頭痛，就是偏頭痛；而且，隨著特定用藥，病情反而會惡化，例如鴉片類藥物（opioids）、翠普登（triptans）藥物或非類固醇消炎止痛藥……等常用來治療頭痛的處方藥。他已經向許多藥物供應商求助，這讓我想到在某種程度上，他已經迷失在病程的描述中——慢性疼痛已經變成他本身不可或缺的一部分，他早就忘了超越疼痛之外，自己到底是誰了。

我開始思考，對疼痛的感知，以及疼痛融入患者自我認知的方式，是否真是慢性疼痛實際病程的一部分。我甚至不再叫這些團體成員的名字，改以各自的疾病稱呼他們。隨著時間過去，他們之中有些人開始察覺，我這麼做是為了展現出他們其實是因為過度意識到疼痛，才出現慢性疼痛的症狀。

這些病人先前大多服用鴉片類的處方藥來治療疼痛。鴉片類藥物是合成或半合成的麻醉藥，與鴉片類似，例如嗎啡，是從罌粟種子淬取出來的。知名的鴉片類藥物包括可待因酮（oxycodone）、氫可酮（hydrocodone）和海洛英。這些藥用來舒緩短期疼痛或其他用途上，效果很好。但若長期使用，大腦就會因應這些藥物而改變，抗藥性變強，必須增加劑量才能達到同樣的效果。此外，一旦誤用，這些藥物也會引發不良的副作用，導致上癮（在第三章，你將得知目前濫用止痛藥與劑量過高的流行現象，你也會明白，這種現象與我們一直以來針對慢性疼痛採取的用藥方式有何關聯）。

不論是鴉片類處方藥或其他會上癮的藥物，我都會讓大多數病患戒掉癮頭。他們剛開始簡直嚇壞了，不願意放棄服藥。但我相信，如果任由這些成癮的藥物成分繼續影響他們的大腦，他們就絕不可能痊癒。

自從與這個團體合作之後，我便想要蒐集更多資訊。一直以來，我接受的訓練都是運用基礎科學做研究，但我從未利用人體臨床試驗做過研究，這一開始把我難住了。人體臨床研究與基礎科學研究截然不同，因此我必須快速學習。儘管如此，最終我還是蒐集到了有意義的資訊。起初，我針對五百六十位前來初診的病患進行問卷調查。我提出的其中一個問題是：「如果你有兩個選擇，一是必須像現在這樣，繼續與疼痛為伍，二是選擇死亡，你會選擇哪一條路？」超過百分之五十四的病人都說他們寧願一死。做完問卷調查之後，同一群病人開始接受六個月以上的鴉片類藥物療程。六個月後，我再度對他們進行問卷調查。如果疼痛治療改善了他們的生活，你肯定會看到選擇死亡的百分比大幅下降。但最後結果正好相反：六個月後，選擇死亡的人數上升到百分之六十八。

我們治療慢性疼痛的方法肯定哪裡出錯了！

這項資訊讓我更加認定，目前讓病患對症狀麻木無感或停止疼痛的療法並不中用。我繼續閱讀大量關於慢性疼痛的研究資料，結果發現一些研究證實了我的想法，慢性疼痛本身就是一種疾病——這是一種大腦的疾病。剛開始，這似乎違反常理，因為根據慢性疼痛患者的檢查與他們描述的病史，受傷的部位確實是在身體上。那些部位與病人確診的疾病有關，而且，病人感覺到疼痛的地方也在那裡。然而，在我持續閱讀更多資料，診視過更多病患之後，我才明白，疼痛的部位、該部位可能出現或沒出現的症狀、疼痛指數與疼痛造成的失能程度，這中間的關係錯綜複雜。

我在急診室擔任神經內科住院醫生時，曾經目睹一個最戲劇化的例子。當時，有位病患的脊椎嚴重退化，導致他胸部以下無法動彈，因為他的脊椎基本上都倒塌了，壓迫在脊髓上。我問這位男士痛不痛，他說不會。不過，我曾看過許多脊椎稍微異常或完全正常的病人感到劇烈疼痛。我也看過一個病例，有位病人打從出生開始就感覺不到疼痛，因為在他的神經系統裡，負責感覺疼痛的鈉離子通道（sodium channel）出了問題，可是，當他失去摯愛，承受巨大的壓力時，他卻開始頭痛。這意味著，巨大的情緒壓力會導致疼痛，即使這個人的身體其實無法感到疼痛。這個病例告訴我，顯然還有其他的因素。我看到許多醫生採取一般的療法治療急性疼痛，例如鴉片類藥物，也用同樣的方法治療慢性疼痛。儘管這項療法可以治療急性疼痛，但愈來愈多的證據顯示，以同樣的療法治療慢性疼痛不見得有效。

於是，問題來了，如果慢性疼痛其實是大腦的疾病，該如何治療這種疾病的患者？這引發其他問題：

- 遇到新病人時，該如何說服他們，其實他們罹患的是大腦的疾病？
- 如何解釋慢性疼痛本身就是一種必須治療的疾病？

● 更甚者，如何幫助病患明白，他們一直以來得知的病情，以及在驗血檢查、影像掃描檢查或身體檢查中檢驗出來的病情，跟他們罹患的慢性疼痛疾病可能關係不大，或根本毫無關聯？

我的旅程出發點

回想我從哪裡出發，踏上試圖瞭解慢性疼痛的旅程，或許從我還是大學生的時候就開始了。我不是非常優秀的學生，我對運動的興趣大於學業。不過，不知從何時開始，我對大腦、心智與身體之間的關係特別感興趣。剛開始，似乎想都不用想，大腦、心智與身體之間的關係很明顯，由於某種原因，所有意識都是大腦行動的結果（我會簡略說明我如何定義心智與大腦之間的差別）。我愈瞭解個中知識，就出現愈多知識上的鴻溝，而我原以為很明顯的關係，也變得不那麼明顯了。哲學家大衛・休謨（David Hume）曾描寫過這種現象，隨著知識增長，我們所知的一切會出現愈大的差距。在我學到的課題中，最好的一課或許是休謨的觀點，讓我對事物更好奇，熱愛發問，也激勵我繼續充實自己的知識。

我也開始對意識與靈性之間的關係感到著迷。打從年輕開始，我就一直想知道人類是否有什麼獨特之處，可以讓我們瞭解自己具備創造幸福的潛力——我說的是一種內在的能量或力量，只要我們深入觸及這種力量，就可以帶來療癒。在某種程度上，我很清楚，必須要從內在才能實現這種療癒的過程，而且，若想要觸及這種力量，就得向內求，而非往外求。這個信念是本書最重要的前提之一：只要學會在承受壓力時保持平衡，我們痊癒的機會就會大幅提高。這種說法乍聽之下毫無科學根據。然而，當你往下讀，你就會發現其實有證據支持這個概念。

我領悟到，這種內在探索如何發展取決於我多瞭解意識的本質。我們的內在都蘊含一種能力，可以描繪眼前的一切，回想我們經歷過的事，想像未來可能發生的事。這一切都發生在我們稱為「心智」的地方。由於某種原因，心智與我們大腦的結構與功能息息相關。若想要釐清為什麼有些人受傷之後可以痊癒，有些人的病情卻演變成慢性疼痛，關鍵就在於瞭解心智與大腦之間的關係。我開始提問：「慢性疼痛是發生在大腦中，還是心智裡，或身體上，抑或三者皆是？」根據我所研讀的學術資料，慢性疼痛或許存在於我們的大腦和心智中，過去的經歷對慢性疼痛很可能造成很大的影響。大腦與心智漸漸引起我的興趣，我想知道它們如何正常運作、面對疾病時又會如何運作。

我在加拿大麥基爾大學（McGill University）修習一些研究生課程之後，決定取得臨床心理學的碩士學位。一九八〇年代中期，我在攻讀碩士學位的課程時，進行一項研究實驗，結果證實名為「皮質」的大腦外層組織具有多重功能。舉例來說，協助產生語言的大腦區域，在右手指的動作上也扮演重要的角色。因此，如果你同時說話和動手指，兩個行動的整體表現都會下降。這項發現讓我明白，雖然大腦有能力同時進行多項任務，但是，如果同時啟動的大腦區域重疊了，就會降低整體表現。每當我們看到有人試著同時講手機和開車，便可以觀察到這種現象。

後來，我開始對神經生物學感興趣，進而攻讀那一科的博士學位。我主要感興趣的議題是，環境的改變會對大腦的正常發育造成什麼影響。我知道大腦的正常發育會受到影響，也就是說，大腦的結構與功能會改變，我們最早還在子宮裡的時候，大腦就開始受到環境影響了。然而，一旦恢復正常的狀態，大腦的結構與功能就會正常化。

這種改變大腦的能力稱為「神經可塑性」（neuroplasticity）。本書稍後即將說明的治療方法，就是以這些實驗的直接結果與其他許多學者進行的研究實驗為基礎；這些研究實驗顯示，一旦給予大腦最理想的環境刺激，大腦就可以正常化，亦即恢復大腦正常的功能，而且我們一輩子都可以保有這種能力。

在這些實驗之前，人們並不認為大腦能夠終生持續改變。一九六七年，語言學習與認知心理學的先驅研究學者艾瑞克・列尼博格（Eric Lenneberg）主張，到了十二歲，大腦的發育就會固定下來，再也沒有能力改變。這項發現是基於他的實驗結果：當兒童動過腦部手術，負責產生語言的皮質區遭到切除，他們下半輩子就再也無法正常說話。

然而，後續研究顯示，我們一輩子都可以重拾改變大腦的能力。雖然這種能力會隨著年紀減弱，但永遠都會存在。這項研究帶給我希望，因為研究結果指出，許多常被視為永久損傷的大腦疾病，其實很可能可以改變。我們如今知道，列尼博格證明的概念，指的是大腦發育過程中的感知時期。基本上，在發育過程中的感知時期，大腦比其他時期更容易受到環境刺激影響。列尼博格的研究讓人們相信，一旦感知時期結束，大腦就再也不會改變了。事實上，人們認為大腦將失去所有的可塑性。目前已經證實這種假設不完全正確。

雖然我最終還是繼續攻讀博士學位，但我心裡十分清楚，我想要接受更進一步的教育，直接診療病人。我選擇了整骨醫學，這是一種替代性療法，強調肌肉組織與骨頭的控制，因此，我可以進行整體的個人照護，運用我的雙手提供整骨治療。第一天上課，我就非常幸運，遇到如今成為我太太的學生。這件事徹底改變了我的一生與我行醫的工作；是她幫助我更加瞭解心智在慢性疼痛中扮演的角色，也是她給了我所需的技能，我才能為慢性疼痛的患者研發出替代性療法。她讓我知道如何重拾我的能力，運用我的雙手蒐集病患的資訊，然後運用能量幫助那些病患痊癒。

身為三年級的醫學生，我開始診視病患。看診的第一天，我非常緊張，不知道會發生什麼事。我不知道該如何問診，才能獲得所需的資訊，不過，我很快就領悟到，我只要做自已就好。此外，在所有學生中，顯然只有我願意診視慢性疼痛的病人——我的同事和導師對此都樂見其成，因為這樣一來他們就不必診視這些病患了。當我愈來愈瞭解這些病患，我發現他們的痛苦不僅僅是慢性的身體疼痛，他們是一群最複雜與最悲慘的人，我從未和這樣的人相處過。此外，他們接受的治療計畫都讓他們失望了，他們希望換條新的路走，可以帶領他們邁向痊癒。

我下定決心要找到一個途徑，帶給他們希望與慰藉。我領悟到我們需要全新的慢性疼痛療法——一個可以治療整個人的方法。我決定接受挑戰。

慢性疼痛的療癒願景

從醫學院畢業之後，我不確定額外的訓練是不是最好的辦法，讓我可以展開治療慢性疼痛患者的職業生涯。我完成了內科的實習，隨後接受了短暫的神經學訓練，最終進了內科，我推想內科的訓練可以帶給我廣泛的知識，讓我用來治療這些病情非常複雜的病患。

我後來進行一項獎學金計畫，一開始研究成癮性藥物，不久之後就增加六個月的慢性疼痛研究。我有個願景，希望研發出一種療法，使用非藥物的技巧，治療罹患慢性疼痛與合併症的病人，例如物質使用疾患（註1）、抑鬱症與焦慮等合併症。我的第一份工作包含到府看診，有些病患病得太重，無法到診所看病，我就去他們家裡診視。在這個職位上，我著重於加強自己與病患互動的能力，並試著釐清慢性疾病潛藏的病因。

我漸漸明白，許多人罹患慢性疾病，病因都來自他們的生活方式、情緒控制與應對世事的策略。我發現，無法應付慢性壓力的人、壓抑情緒的人、逃避感覺進而把一切藏在心裡的人，都比較容易罹患慢性疾病。還有經歷過特別不幸事件的人，例如遭受過虐待或曾發生重大車禍，一旦無法好好處理那些經驗，也很容易罹患慢性疾病。我開始好奇，是否有些人特別容易罹患慢性疼痛，而我那些處於慢性壓力與不幸遭遇

註1：原文為substance use disorders，包含「物質濫用（substance abuse）」與「物質依賴（substance dependence）」。（資料來源：精神疾病診斷及統計手冊第五版）

的病人，是否也經歷一樣的疼痛。同一時間，我也開始想瞭解，是否有種名為「慢性疼痛」的疾病，有別於其他帶來疼痛的疾病。有些人是否因為過去經歷與壓力的影響，和可變的遺傳物質相互作用下，特別容易罹患慢性疼痛？

我知道大家往往認為慢性疼痛基本上不可能治癒，頂多減輕症狀而已。這種只治療症狀的模式，正導致許多慢性疼痛患者把自己和他們診斷出來的疾病劃上等號，在某種程度上，他們以那種疾病來描述和表達自己。因此，我漸漸相信，適當的疼痛治療必須包含幫助病人回想過去遭遇的種種不幸、任何沒有能力處理的事情，以及導致他們無法好好處理壓力與情緒的其他事件。我得出的結論是，如果沒有好好處理和對治這些潛在的病根，我們治療的就只是症狀，而非慢性疼痛可能的病因。就在此時，我領悟到這是多麼錯綜複雜的問題，同時也發現或許有一個創新的解決之道。過去的負面事件會阻礙人們充分瞭解自己的潛能，同樣的負面事件也會衍生成慢性疼痛。

後來，我接受一份工作，成為一家戒癮中心的主任，此時我的下一個機會來了，可以繼續研發我的療法。這家戒癮中心設有一項治療疼痛的計畫，主導者後來成為我值得信賴的朋友與同事，他致力於「十二步驟康復療法（註2）」超過三十年。戒癮中心對我的療法抱持謹慎小心的態度，我必須獨力完成許多工作。不過，當病患對治療開始出現良好反應，我便開始踏上正軌，制定出獨一無二的治療方法，我打算用來治療物質使用疾患與慢性疼痛。

我在那個職位做了兩年之後，受邀至美國加州的羅馬・琳達大學醫學院（Loma Linda University Medical School），開設小兒科慢性疼痛與頭痛門診。現在我依然在做這份工作，這是充滿戲劇性的經驗，有益學習。不久之後，我也受邀至貝蒂・福特中心（Betty Ford Center）發展治療慢性疼痛的計畫。我第一次有機會可以完全基於自己的研究與成功治癒的病例發展一項計畫。截至寫作此書之際，我在那裡待了將近五年，我們幫助了超過五百位罹患慢性疼痛與上癮的患者，成功治癒這兩種疾病。百分之九十六的病人離開我們的慢性疼痛治療計畫時，已經擺脫了疼痛。剛開始病人的疼痛指數平均達到7.2分（0分代表完全沒有疼痛，10分則是劇烈疼痛），而他們離開治療計畫時，平均疼痛指數是0.06分——幾乎完全不痛。一年後，四分之三（百分之七十四）的病人回報他們依然很好。我樂見這些結果，不過，我相信我們可以繼續改善治療計畫，達到更好的成果。

註 2（作者註）：「十二步驟康復療法」最初是由匿名戒酒會（Alcoholics Anonymous）發展出來的方法，他們記載在同名的教材中，希望帶給酗酒者一項有系統的計畫，加上同伴支持聚會，讓他們得以康復。最終採納這項康復方案的有「匿名戒酒會家屬團體」，以及戒除其他癮頭的團體，包括「匿名毒癮者互助會（Narcotics Anonymous）」、「匿名戒賭互助會（Gamblers Anonymous）」等許多團體。許多治療上癮問題的療法也使用「十二步驟康復療法」作為他們的治療方案之一。

從我的旅程到你的旅程

我已經把我一路走來的經驗告訴你了，你可以看到，我如何透過自己的觀察、經驗，以及最重要的病人，發現一種非藥物的方法，足以治療慢性疼痛。當然，本書的目標是幫助慢性疼痛患者遵循這些方法。不過，重要的是，在你開始嘗試我治療計畫中的練習之前，你必須先瞭解慢性疼痛的本質，以及大腦的功能。我的病人曾經告訴過我，他們從以下的學習中獲益良多：

- 大腦如何運作？
- 慢性疼痛如何在大腦中運作？
- 醫生通常開立的類鴉片鎮痛劑，如何影響大腦運作的過程？
- 心智如何運作？心智與大腦又有何不同？
- 大腦、心智與身體如何互相合作，造就出我們這個人，讓我們得以創造自己獨特的痛苦體驗？

下一章，你將踏上這趟旅程，開始瞭解慢性疼痛的本質。

第 2 章

瞭解慢性疼痛

在這一章，你將瞭解慢性疼痛的另一種定義，與過去常見的臨床定義截然不同。這項定義有助於你瞭解，你在過去的人生中如何經歷疼痛，不論是心理或身體上的疼痛，都會影響你此刻身體的疼痛。你將明白，過去的經驗會影響你處理眼前資訊（感覺、想法與情緒）的方式，這些經驗與影響都為你鋪好通往慢性疼痛的道路。因此，通常早在你的身體還沒感到疼痛或醫生尚未確診之前，通往慢性疼痛的過程就開始了。

你也會瞭解目前有哪些針對慢性疼痛的療法，有些你或許親身經歷過了；你將明白這些療法傾向於把重點放在症狀上，而非病人本身及導致病人容易罹患慢性疼痛的潛在問題上。正如前一章約略提到的內容，慢性疼痛的療法是借助成功治癒急性（短期）疼痛的方法。一旦用這些方法治療慢性疼痛，往往都會失敗，因為慢性疼痛是截然不同的疾病，必須採取有別於急性疼痛的治療方法。結果，有些慢性疼痛的治療方法無法為病人帶來長期的緩解，事實上，還會加重病人的疼痛指數。

我們有多少人正在疼痛？

慢性疼痛影響了百分之三十的美國人生活。你不必喜歡數學，就看得出來百分之三十是很高的人口比例。事實上，這個數據非常龐大。你可以從這個角度來思考：每當你外出，置身於人數夠多的人群中，每三個人當中，很可能就有一個罹患慢性疼痛。當你閱讀本文時，有三億兩千萬人住在美國，意味著大約有一億一千萬人可能罹患慢性疼痛。於是你便可以明白，這個國家面臨巨大的問題。但是，慢性疼痛是遍布全球的問題。根據估計，全美約有百分之十五至二十的人罹患嚴重的慢性疼痛，導致身體衰弱。這個數據稍微小一點，但還是很大。這意味著在美國，有五千萬到六千五百萬的人可能長期飽受嚴重的疼痛之苦，對他們的生活產生巨大影響。這種疼痛往往嚴重到改變他們的生活，他們各方面的能力都因此受損，包括整體的感覺能力，與夥伴、父母或同事建立關係的能力。疼痛讓生活中的日常需求變得千辛萬苦。光是美國，每一年就耗掉大約六千億美金的經濟成本。

悲慘的是，我們目前大多數的治療方法不足以治癒疼痛，只能多少緩解一點疼痛。我們投入許多資金，試著幫助病人，但慢性疼痛真正的代價，卻顯現在飽受疼痛之苦的人身上，以及他們的家庭、同事與整體社會上。除非親身經歷過，否則你很可能無法想像慢性疼痛患者陷入多深的絕望深淵。

慢性疼痛的意義

目前治療與研究病患的醫療專業人員與研究學者，普遍將慢性疼痛定義為「任何一種長達或超過三個月以上的疼痛」。這種定義並不具體，而且有點模糊，因為大部分四十歲以上的人都符合描述。等你繼續讀下去，你就會明白，慢性疼痛不僅只是感覺到疼痛的問題，更重要的是，病人如何定義疼痛、疼痛有多嚴重，以及疼痛持續了多久。隨著病情發展，慢性疼痛在病人的生活裡會產生愈來愈多的意義。

有兩個人都患有膝蓋疼痛。其中一人可以好好處理疼痛，疼痛對他的生活影響很小。另一個人始終飽受疼痛之苦，嚴重到大大影響了他的生活。然而，兩人都患有慢性疼痛。第一個人處於持續性疼痛（pain continuum）的低點，這裡代表疼痛程度最不嚴重。這種程度的疼痛會讓人受苦，不過還在控制範圍之內。第二個人則在持續性疼痛的另一端，這裡代表令人難以承受的痛苦。

重要的是，我們必須瞭解，一旦疼痛演變成慢性，疼痛的感覺就不是重點了。反而，病人對疼痛的「詮釋」有著最大的影響力。此外，我們也應該瞭解，不論病人患有什麼類型的慢性疼痛，他們都必須好好照顧自己。一旦缺少適當的治療，例如本書終將提到的方法，即使疼痛看起來在控制範圍內，最終還是會主宰你的生活，產生非常負面的影響。

這些觀察引領我賦予慢性疼痛有別於傳統的嶄新定義。請閱讀以下的定義，花一點時間好好思考：

當一個人的心智受困於負面情境，導致無法痊癒，在此情況下體驗到的任何感覺就是「慢性疼痛」。

我選擇這個定義是基於一種信念，我相信在身體內部，任何與負面情緒有關聯的感覺都可以解讀為疼痛。因此，每當你在情緒上感覺到痛苦，其中必定牽涉到身體的疼痛；如果你沒有好好處理痛苦的情緒，你的情緒就會阻礙你的身體痊癒。我相信情緒對於慢性疼痛未來的發展也會產生巨大的影響，你的身體裡面感受到愈多情緒上的痛苦，你就愈容易罹患慢性疼痛。

這種信念依據的是科學研究，根據研究顯示，所有判定為負面（也就是痛苦）的身體感覺，都由同一條神經路徑處理。只有當這種疼痛不再是單純的感官事件，透過神經路徑傳導至大腦後，經我們的心智解讀為疼痛，並為這種疼痛賦予一個故事。正如本書引言的簡介，我們的心智會持續不斷地敘述，就像一種內在的故事或「電影」，這絕對不僅僅是感官事件，它與大腦處理的資訊平行發生。我們的心智解讀疼痛的感覺，賦予疼痛一種社交上、情緒上、身體上的背景或故事。換句話說，當大腦處理資訊時，大腦不在乎引發疼痛的原因或疼痛屬於什麼類型。所有疼痛的感覺都透過同樣的大腦神經路徑處理，是我們的心智將過去的經驗與疼痛連結在一起，並加以詮釋。

關於大腦，我們必須謹記一個重點：當我們一再使用特定的神經路徑，就會加強這些路徑，即使訊號變弱，這些路徑依然容易受到刺激。就像去健身房，透過重複的運動加強肌肉的力量。同樣地，你也會透過重複的使用，加強大腦神經路徑的力量。因此我才會說，隨著重複使用，加強了疼痛的神經路徑，你一生中的疼痛經驗很可能會影響身體的慢性疼痛進程。神經學家唐納德・海伯（Donald Hebb）是第一個描述這種現象的人，他稱為「細胞結集」（cell assembly），亦即當互相連結的神經細胞在大腦裡一再受到刺激，這些細胞就會結集在一起，進入神經路徑，而神經路徑會在更多的刺激下獲得力量。第六章探討神經可塑性時會更詳細說明。

好消息是，你可以改變這些神經路徑。一旦給予豐富的環境刺激，身體與大腦就會痊癒。等你讀完整本書，尤其是第二部收錄的練習，你將會明白這個道理，不過，現在我們得先從瞭解你的大腦開始。

你會注意到我對慢性疼痛下的定義，和公認的定義（任何一種長達或超過三個月以上的疼痛）之間，有某種重要的差異。我相信我的定義更有意義。為了讓本書收錄的治療方法達到目標，我特地研擬出這項定義，所以，讓我們多多探討個中道理。

我說慢性疼痛是「在負面情境下體驗到的任何感覺」，因為我們往往認為慢性疼痛必定與身體有關；也就是說，慢性疼痛存在於我們身體的某個特定部位，與組織受損有關。然而，如果你深思過去負面情緒的經驗，你多半會想起這些情緒通常也包含了身體的成分。當我們失去摯愛時，不論是死別或因背叛而分開，我們通常會說自己「心碎了」，這麼說不是毫無道理的。儘管這是情緒性的經驗，我們的身體卻有所感覺，通常是我們的胸腔。或者，想一想任何一個出現憂鬱症或焦慮症狀的人。這些問題都包含一種身體的成分，可以判定為疼痛——感到深深的沉重，虛弱，或憂鬱時感覺自己被拖垮，或焦慮時感到戰戰兢兢，例如「胃裡翻騰，七上八下」（butterflies in my stomach）的感覺。

我們年輕時接觸愈多這樣的經驗，未來面對疼痛時，我們的神經網絡（或比照海伯的術語，稱為「細胞結集」）就會準備得愈好。

想一想我的病人C，她三十歲時罹患了間質性膀胱炎（骨盆與膀胱的慢性疼痛）。她小時候曾經遭到性侵。在性侵的過程中，她同時經歷情緒上的痛苦與身體上的疼痛。她從未告訴任何人這段往事，將所有痛苦都藏在心底。後來，她一直重新經歷那種情緒上的痛苦，一次又一次，折磨了她一輩子。過了二十年，終於演變成身體上的疼痛。雖然她接受了傳統的治療，但她始終無法克服自己的慢性疼痛，直到她能夠處理過去的困境，放下背負多年的重擔，才擺脫慢性疼痛。

這個故事有兩大重點。首先，C在遭受性侵的時候，把所有痛苦與情緒都壓抑在心裡，假裝這一切從未發生。第二，當C遭到性侵時，她失去了感覺的能力，以及處理其他情緒或感受的能力。這些都是重要的面向，顯示她適應不良或採取了不適當與無效的處理方式（套句海伯的術語，亦即細胞在她的大腦裡結集），而這些都導致她未來身體出現疼痛症狀。

這不是C的錯；她在這裡只是受害者（我們太常認為發生這種事都是受害者的錯，怪罪他們處理性侵事件「失敗」）。首先，遭到強暴不是她的錯。其次，她封閉自己的反應，對她來說是當下最好的處理機制，讓她可以在性侵當中存活下來。第三，在處理壓力的經驗上，不同的人各自擁有不同的處理能力，每個人從壓力中復原的能力也不一樣。我們把這種處理壓力的能力稱為「韌性」。此時我們還不完全瞭解，為什麼有些人似乎生來就比別人更有韌性，但看起來就是這麼一回事。嚴刑拷打之類的嚴重創傷，以及定期重複的壓力，都會影響一個人的處理能力，不論他們生來有多大的韌性。然而，人們確實擁有程度不一的韌性，而韌性可以幫助他們尋找支持，發展洞察力，能夠處理並克服壓力與過往逆境造成的影響。

鮮少人一輩子都沒遇過重大的困境和充滿壓力的事件。至於是否可能發展成慢性疼痛，則與個人一生中面臨多少壓力經驗（或不幸事件），以及他處理與回應這些經驗的能力有關。在接下來的章節裡，我將探討壓力、逆境與痛苦，並且更深入地處理這些課題，讓你更加瞭解這方面的知識。

我針對慢性疼痛下的定義中，第二部分指出一旦把負面感受內化到心裡，就會「導致病人無法痊癒」。這一點讓慢性疼痛跳脫傳統醫學的領域。傳統醫學傾向於把身體視為附帶器官與器官系統的生理系統，這個生理系統可能會出問題，也可能透過適當的藥物治療與外科手術修復。在許多病例裡，例如骨折、高血壓或感染，這種認知或許很有用，但是，根據我對慢性疼痛的定義，這種疾病是大腦、心智與身體之間互相作用而產生的，我們之所以會罹患這種疾病，部分原因是我們把尚未解決的痛苦經驗埋藏在內心深處。正是這些潛在的重擔，讓我們受困於慢性疼痛，因此，我們必須處理並釋放這些重擔，才能成功治療這種病。除非完成這一步，否則基本上病人依然受這些壓抑的痛苦所困，而只治療身體的傳統療法是不可能觸及這些痛苦的。

我們具備的能力也支持我所下的定義——我們都有能力解讀身體的感覺，辨別「痛」或「不痛」。這最後一個區別非常重要，意味著在處理疼痛的經驗時，大腦神經路徑對疼痛的詮釋，和心智對痛苦的解讀一致；而且，對於痛感的詮釋，會導致許多不同的結果。大部分結果都取決於過去的痛苦經驗，以及我們如何詮釋和內化那些經驗。重要的是，我們必須瞭解這一點，這是本書第二部提供的治療練習基礎。

一旦病人得知他們對痛苦下的詮釋非常重要，他們往往就會明白，早在身體上的慢性疼痛發病之前，他們就已經身陷痛苦了。這項新的背景知識也讓他們更加瞭解，早年發生的事件如何影響他們身體的疼痛經驗。他們開始洞悉，我們把情緒與感受和各種疼痛連結在一起，在我們的心智中，那些情緒多半被歸類為負面情緒（恐懼、憤怒、焦慮、突如其來的失去、羞辱等等）。人們感受負面情緒時，通常會當成「內在受傷」，這是表明自己很痛苦的另一種說法。這說明了與痛苦相關的情緒與認知（我們的心智如何解讀痛苦）如何造成身體的疼痛。雖然剛開始閱讀的時候，很難理解這個概念，不過，當我們往下讀完這一章與本書其他內容，我針對慢性疼痛下的定義就會愈來愈清楚明瞭。

我們為什麼會痛苦？

慢性疼痛（或稱為「無法痊癒」，正如我的定義所言）與急性疼痛有關，但兩者並不一樣。疼痛是由感官事件引發的感受，源頭位於我們身體組織的某個地方。這種感覺迅速傳遞到我們的大腦，告訴我們出事了。通常，這是因為我們受傷了或某種組織受損。我們的皮膚、器官、骨頭，以及大部分幫助我們感覺疼痛的組織上，都有特定的受體。這些受體辨識出令我們痛苦（有害的）的刺激或損傷，並開始傳遞訊息給我們的大腦。這些訊息隨著特定的神經路徑，迅速從組織傳遞到脊髓，然後抵達大腦，告訴我們出事了：我們的身體已經受到損傷。

從急性疼痛到慢性疼痛

我們一開始感覺到的疼痛都是急性的，這代表這種疼痛才剛發生。為了讓我們得知此刻正在做的事（或當下發生在我們身上的事）對我們的身體造成損傷，於是才會有急性疼痛產生。疼痛告訴我們此刻面臨危險，應該停止我們正在做的事，尋求安全與幫助，或許還需要醫療協助，然後康復（或療癒）。我們這麼做之後，應該很快就會開始痊癒，疼痛也應該會降低，通常過沒多久就會消失，至於何時開始痊癒，則要看身體受損的嚴重程度，以及我們基本的健康狀態。通常受傷後一週內，痊癒的過程應該就會有很好的進展；視受損嚴重程度而定，應該不超過幾個月，這個過程就會結束。受傷或疾病會引發急性疼痛，因此，這種痛感有保護生命的作用。在許多病例裡，疼痛拯救了我們的生命。疼痛有自限性，通常痊癒之後就會消失。

在部分病例中，疼痛會持續下去，長達三個月以上，或者超過應該痊癒的正常時間。此時，疼痛演變成慢性。這個過程沒有適應性──也就是說，它不會幫助我們在這世上表現得更好，也不會幫助我們生存，更不會幫助我們學習。相反地，它漸漸讓我們難以忍受，心神不定，對我們的生活造成重大的負面影響。雖然慢性疼痛很常見（我先前提到的數據就是最好的證明），但它不該是常態。我的意思是，這不是我們應該面對的處境，因為慢性疼痛對我們沒有任何好處，不僅沒有保護生命的功用，反而讓生活變得更糟。

一旦有人突然受傷，尋求幫助，傳統的醫療模式會修復受傷的部位。舉例來說，如果你滑倒摔斷了手臂，醫療體系會診斷出傷勢，把骨頭重新定位，以石膏固定，然後開藥緩解疼痛。通常，骨折的痛感特別強烈、負面，消耗精力。當我們受傷時，不論當下我們在做什麼，疼痛都可以分散我們的注意力。不過，正如前述，疼痛本身應該是有時間限制的。傷勢接受治療之後，卻依然持續出現這種疼痛的訊號，就會開始讓人心神不寧了。

我稍早提到，當疼痛演變成慢性，醫生往往會採用治療急性疼痛的方法，例如類鴉片藥物、手術、打針或植入式裝置。在大多數的情形下，以這些方法來治療慢性疼痛，頂多只能取得部分的成功。有許多因素導致這種平庸的成功。首先，這種治療模式無法每次都分辨出急性疼痛與慢性疼痛之間的差異，即使過去二十年來，研究發現急性與慢性疼痛之間有巨大的差異。按照我對慢性疼痛下的定義，最重要的差異是，當疼痛演變成慢性時，它就成了大腦的疾病，也就是說，有些大腦區域改變了處理資訊的方式。大腦實際的結構與功能發生改變。因此，有些療法對因疾病或受傷而產生的急性疼痛有效，不見得對慢性疼痛也有效；而且，在許多病例中，其實還會讓病人更加疼痛。第六章的內容涵蓋了神經可塑性，屆時會更完整地探討這件事。

近期研究仍然無法證實慢性疼痛的起因總是來自身體損傷，研究也並未發現，用來治療急性疼痛的同一種療法可以治癒慢性疼痛。比方說，許多罹患退化性關節炎（關節受損）的病人並未感覺到疼痛。反之，許多關節疼痛的病人，照過 X 光之後，發現關節並未受損。脊椎的掃描檢查也出現同樣的情形。許多證實脊椎受損的病人並未感覺到疼痛。有些人會疼痛，不過，顯然脊椎受損的程度，和疼痛的頻率與強度，以及疼痛會造成多嚴重的失能，三者關係不大。在前一章，我描寫了一位男士的經歷，當時我在急診室替他檢查身體，他的頸椎（脖子）嚴重退化，以致於壓迫到他的脊髓，結果害他的手腳都動彈不得。這是醫療急救，我必須迅速與神經外科醫生會診，動手術替他的脊椎降壓。當我詢問病患以前脖子是否曾經疼痛過，他回答沒有。這是我見過最嚴重的脊椎退化病例，卻毫無疼痛的跡象。

在大部分情況下，目前的醫療只考慮可能受傷的部位及診斷檢驗的結果，就決定了治療的方法，醫生往往認為是這些傷勢造成慢性疼痛與症狀。不過，這種方法往往忽略了重點，亦即病人如何感覺疼痛，以及為什麼疼痛；這種療法沒有從全人的角度處理問題。

舉例來說，病人P是一位遭遇工業事故的女士，她的腰椎經過八次手術。我第一次遇見她時，她有憂鬱症，已經放棄希望，坦承她想死。她預定再接受一次手術。直到我診視她之前，沒有人詢問她的過去。沒有人費心查明真相，原來她青少年時期曾遭遇性侵。沒有人花時間詢問她，性侵發生時，她如何處理自己的情緒，或她現在如何處理目前的情緒。P一直不知道，跟那些陳年往事有關的情緒，都被她內化到心裡。她甚至不知道自己缺少能力，無法以健康的方式處理情緒，而這種能力是可以透過學習獲得的。確實，她唯一擁有的應對機制就是假裝那些情緒從未存在過。她的應對之道很簡單，就是試著把日子過下去，盡可能堅強一點，同時忽視任何不舒服的感覺，不論是當下或過去的不適。這種方法導致她罹患憂鬱症，產生焦慮的症狀，失眠，老是想著未來會很糟——你很快就會明白，這一切都屬於慢性疼痛。

P的身體感到巨大的疼痛，但她不明白此刻的疼痛和過去的情緒及社交痛苦有關。在這種情況下，傳統療法通常不會去發掘與過去創傷有關的情緒，也就無法察覺這些情緒正是造成當下慢性疼痛的因素。此外，即使這些提供傳統療法的醫生探究P的過去，並在治療中，把她天生的應對能力當作重要因素考慮，可是，這些醫生大多沒有經

過訓練，學習如何幫助她運用這些應對能力，來解決自己的慢性疼痛問題。面對像P這樣診斷出精神疾病與性侵問題的病人，必須由接受過專業訓練的人來提供心理諮商，他們才知道如何處理這些特定的問題。

哪些事為慢性疼痛鋪好路？

大部分的人跟P不一樣，他們的傷都會痊癒。大部分身體出現異常的人，例如退化性關節炎，都不會罹患慢性疼痛。然而，正如前述，在一些病例裡，病人確實會罹患慢性疼痛。舉例來說，椎間盤發生病變或斷裂的病人當中，只有百分之二十的人會罹患慢性疼痛。過去十年來，我參與的部分研究針對後來繼續發展成慢性疼痛的病人，以及並未罹患慢性疼痛的病人，檢視了兩者之間的差異。如今，我已經可以大略討論這項研究的結果，並在本書後面的章節提供更進一步的細節。總結來說，一旦人們處於高度壓力下，而且長期處於壓力下（可能是因為過去不幸的事件或創傷），罹患慢性疼痛的可能性就會提高。過去不幸的經驗，因此而導致的心理與身體壓力，以及慢性疼痛的發展，三者息息相關。我們的研究證實，出現以下症狀的人也比較容易罹患慢性疼痛：

- **憂鬱的症狀**：感到傷心，無價值感，覺得自己的身體再也沒用了，過去常做的事，現在卻覺得再也做不到了，嚴厲的自我批判，嘗試改變過去。
- **老是杞人憂天**：總覺得事情一定不會順利，而且每次都會出錯，害怕未來，相信事情只會變得更糟。
- **沒有能力照顧自己的情緒**：難以察覺壓力，缺少應對的能力，沒有意識到情緒，無法處理身體的感覺與感受，負面的自我描述。

如果你好好思考P的故事，你就會察覺，我們描述的情況大多數都是適應不良的思考模式造成的結果。P顯然有憂鬱的症狀。她對未來很悲觀。而且，沒有人教導她自我照顧的技巧，讓她學會如何處理壓力、如何免於恐懼地去感覺。隨著本書的進展，我們會詳細說明所有的適應不良機制。你應該要瞭解這些機制，以及它們如何導致你受苦，這一點很重要。一旦你深入瞭解疼痛與折磨的各個面向，你就已經做好準備，可以學會所需的技能，減輕加諸在你人生中的重擔。

慢性疼痛的傳統療法

過去二十年來，許多研究檢視慢性疼痛如何影響大腦。在大部分涉及疼痛的診斷中，一旦疼痛演變成慢性，大腦的結構與功能就會發生特定的改變。這意味著慢性疼痛以某種方式改變了大腦神經細胞的結構，對那些細胞之間的互動與處理資訊的過程產生負面的影響。這不禁讓人質疑我們應該如何治療慢性疼痛，因為受到影響的最重要器官似乎是大腦。既然如此，除非有證據顯示神經遭到直接衝擊，否則，光是嘗試用藥物來止痛，或找出引發疼痛的身體部位，改變那個部位的結構，這種做法怎麼會有道理？這些療法往往沒有處理慢性疼痛患者大腦裡發生的改變。

治療慢性疼痛時，主要依靠的藥物一直是鴉片類止痛藥，例如維可汀（Vicodin）和奧施康定（OxyContin）。這些藥物會在大腦產生作用，關掉疼痛的訊號。從過去三十年來進行的臨床試驗來看，當疼痛屬於慢性的時候，鴉片類藥物顯然可以降低百分之二十到三十的疼痛程度。不幸的是，藥效只會持續三個月左右。因此，鴉片類藥物的藥效會愈來愈差，事實上，這種藥物會開始加強疼痛的感覺。

有許多原因導致這種情況發生。儘管一群慢性疼痛患者長期使用鴉片類藥物之後，確實反應很好，但在大多數病患身上，大腦對鴉片類藥物的反應會大幅降低藥效。一旦經常使用鴉片類藥物，也會改變大腦裡的「受體」，鴉片類藥物就是與受體相互作用。這些受體的數量變少了，對鴉片類藥物的反應也變得比較不靈敏，這個過程稱為「減量調控」（down regulation）。隨著時間過去，就會導致這些病患對同樣劑量的藥物產生耐受性（對藥物比較沒有反應）。於是，必須增加劑量，雖然疼痛程度並未同等降低。此外，一旦關閉負責鎮痛的大腦區域（亦即減少疼痛的訊號），就會讓疼痛繼續在大腦裡面橫行無阻。這種現象稱為「痛覺過敏」（hyperalgesia），會造成病患更容易感覺到疼痛。因為在大腦裡面，與鴉片類藥物相互作用的受體擁有許多不同的功能，也會導致病患憂鬱的症狀變嚴重，無法好好安眠，從睡眠中恢復體力，變得更焦慮，比較沒有能力感到快樂，許多荷爾蒙都發生劇烈改變。

長期使用鴉片類藥物，最糟的副作用或許是上癮。發生這種情況的原因是，大腦對鴉片類藥物變得太過習以為常，以致於一旦停藥，大腦就無法正常運作。如果突然停用鴉片類藥物，上癮的人就會產生痛苦的戒斷症狀。下一章我會更詳細說明這種現象。

醫生開給慢性疼痛患者的處方藥還有許多種，包括非類固醇止痛消炎藥（NSAIDs）與鎮頑癲（Neurontin）、妥泰（Topamax）等抗癲癇藥物，這些藥物可以在有限的時間內緩解症狀，但鮮少提供一勞永逸的解決之道。醫生通常會給予慢性疼痛患者鎮靜安眠藥，其中最常見的是苯二氮平類藥物（benzodiazepines，例如煩寧〔Valium〕、苯二氮類鎮定劑〔Klonopin〕與贊安諾〔Xanax〕）和安眠藥（例如使蒂諾斯〔Ambien〕），搭配鴉片類藥物使用。這些藥物也會成癮，有服藥過量的高風險，最終會造成更嚴重的憂鬱症、焦慮與絕望感。其他緩解慢性疼痛症狀的治療，還包括在判定引發疼痛的部位注射消炎藥與麻醉藥。這些療法可以暫時緩解疼痛，但鮮少病人因此長期擺脫疼痛。此外，有時候也會使用植入式裝置來緩解疼痛，例如直接將藥物注射到脊椎裡的幫浦（脊髓腔注射）。這些療法可以提供暫時的緩解，但如果治療中包含鴉片類藥物，就會跟口服鴉片類藥物有同樣的問題。

醫生也試過各式各樣的電流與電磁刺激療法。近年開始有醫生嘗試使用「脊髓刺激療法」（Spinal cord stimulation）治療慢性疼痛。這種療法是將發出電波的裝置植入病人背後的脊柱，分散病患對痛覺的注意力。這種策略似乎對特定類型的疼痛有幫助，但目前似乎還無法提供長期療效。「穿顱磁刺激療法」（Transcranial magnetic stimulation）是利用電磁脈衝刺激大腦，試圖干擾疼痛的訊號。這種療法似乎對某些疼痛的症狀有暫時的療效。目前醫學上嘗試過的其他療法，還包括直接用電流刺激大腦（深層大腦刺激）。這些治療策略的結果有好有壞，而且大家依然在尋找其他療法，讓治療臻於完善。

在慢性疼痛的治療中，手術治療是相當重要的環節。比起其他國家，美國有更多脊椎手術。到目前為止，所有針對脊椎手術治療的研究都顯示，這些手術或許會帶來結構上的改善，卻無法改善疼痛狀態與脊椎功能。一般來說，如果透過傳統醫學使用的神經學檢查，發現異常（肌肉無力、感覺喪失或反射增加），很有可能是脊柱本身或裡面的神經出了問題，此時勢必得開刀。最好的做法是，採取最不侵入式的療程。不幸的是，愈來愈多侵入式的療程改變了脊柱的解剖結構與周圍的肌肉，而這往往會帶來慢性疼痛。脊椎盤置換術仍在研發實驗的階段。

對於罹患晚期退化性關節疾病的人來說，全關節置換術通常是一大福音。我見過許多病患接受置換術之後，完全解決了疼痛問題。然而，這種拯救生命（或改善生活）的療程，必須很精確地執行，才能維持關節的解剖結構。

對慢性疼痛患者來說，許多輔助療法的成效都很好，例如針灸、氣功、整骨推拿、整脊推拿、瑜伽和能量治療等等，在此僅舉幾例說明。這些療法大部分都嘗試調整身體的狀態，讓身體天生的療癒力發揮作用。其中許多技巧都涵蓋在「多重模式治療」（multimodality treatments）當中，在我們的治療中心，我們正是採用多重模式治療，稍後會在本書中說明。其中有些療法是第二部收錄的練習重點，例如氣功，這是一種中式的訓練，整合了身體姿勢、呼吸技巧、心神集中，以及其他能量治療。

目前針對慢性疼痛的療法，往往只提供短暫的緩解，至於長期的成果與效益，則令人存疑。個中原因或許在於，當疼痛轉變成慢性時，大腦發生的改變太過複雜。

負面經驗的惡性循環

慢性疼痛對患者造成最糟的後果有兩項：一、影響認知（我們思考與理解的能力）；二、影響情緒。經過證實，慢性疼痛會損害我們的思考能力、追求目標的能力與調節情緒的能力。為了讓大腦恢復平衡與健康，我們必須治療認知能力受損及無法調節情緒的症狀。

舉例來說，大多數慢性疼痛患者預期疼痛會永遠存在，而且會持續惡化，結果他們因此在無意間創造了更多疼痛。這種現象被稱為「負面預期」。負面預期的心態會引發焦慮，帶來更多痛苦，以及更多對疼痛的恐懼。於是，慢性疼痛的患者開始時時刻刻戰戰兢兢，深怕會有更多痛苦，而且這種負面的思想與情緒只會創造更多他們恐懼的痛苦。

負面預期也出現在慢性疼痛患者的其他思考模式中。舉例來說，慢性疼痛患者往往會一再反覆思考，這代表他們的腦海中會一而再、再而三地出現同樣的思緒。與慢性疼痛有關的反覆思考，通常都是負面的描述，尤其當病人對過去的不幸一直抱持著負面的情緒，從未化解這些情緒。反覆思考會引發焦慮、擔心，對未來感到悲觀——亦即「負面預期」。

隨著慢性疼痛的病情進展，病患會漸漸失去樂觀的心態，這也可以視為負面預期。抱持樂觀等於期待未來會出現好結果，這是最好的應對之道。但是，慢性疼痛患者對未來的悲觀已經達到一個程度，認為他們永遠都會飽受疼痛之苦，彷彿他們已經判刑確定，注定痛苦一生。他們不再期望美好的未來。這只會帶來更多痛苦，而失去樂觀的心態與應對能力貧乏有關。

研究顯示，許多慢性疼痛患者本來以為，只要他們使用或動動身體，疼痛就會加劇。他們誤以為任何動作或活動都會讓他們感到疼痛，例如伸展、瑜伽或太極拳和氣功等運動；事實上，這些動作已經證實有助於減少疼痛。他們也誤以為自己做不了太多運動，不過，研究顯示，慢性疼痛患者能動的程度，遠遠超過他們對自己的認知。這樣說來，慢性疼痛的關鍵在於無法辨識何時運動有益，何時有害。

上述種種慢性疼痛的面向，顯示出慢性疼痛是一種非常複雜的疾病，而且目前大多數療法都無法解決大部分錯綜複雜的問題。光把焦點放在症狀上，絕對是不夠的。我們必須解決困住慢性疼痛患者的根本問題。這種方法必須針對慢性疼痛的各個面向，包括認知、情緒、感覺與心靈層面，一一加以解決。如果只治療我們設想的疼痛來源，大多會失敗，因為這些療法並未解決疼痛導致的大腦狀況。慢性疼痛的療法也必須考慮到這一點：大腦一直在改變，而且，不論大腦接受什麼刺激，都會造成影響。因此，成功的慢性疼痛療法必須解決並改變適應不良的思考模式，以及處理情緒的方式，同時降低壓力，改善應對能力，幫助病患學習用無痛的方式行動。

結論

這一章的目的是幫助你明白慢性疼痛非常複雜，而且，許多人都受到慢性疼痛影響。我希望你已經瞭解，慢性疼痛絕不僅僅是長期的身體疼痛。重要的是，你必須瞭解我針對慢性疼痛提出的新定義：「當一個人的心智受困於負面情境，導致無法痊癒，在此情況下體驗到的任何感覺。」因此，焦慮、憂鬱症、心生抗拒或失去摯愛，都是痛苦的體驗。事實確實如此，因為這種種體驗都在我們內心創造了負面的感受。既然情況如此，而且，所有痛苦的感覺都是由同樣的大腦神經網絡處理，那麼，只要加強這些網絡，就可以替未來的疼痛經驗奠定基礎。更重要的是，這些體驗會阻斷我們的痊癒之路。

此外，你也必須瞭解，當疼痛轉變成慢性，身體組織受損與疼痛來源不見得有明顯的關係。有證據支持這一點——證據顯示慢性疼痛是屬於大腦的疾病。一旦你瞭解這一點，就會更清楚，為了克服慢性疼痛，必須治療大腦。正是這個原因，導致許多傳統療法頂多只能達到部分療效。最後，你必須謹記在心，慢性疼痛異常複雜——它對認知（思考）能力、感知能力、情緒、觀點與希望都有巨大的影響。慢性疼痛可以演變到讓人耗盡心力，以非常負面的方式改變一個人的生活。

心智與身體都有療癒的能力。我的任務與本書的使命就是，帶領你邁向平衡與自我療癒之路。在下一章，我將探討美國流行開鴉片類止痛藥給患者的現象。你將目睹這種流行趨勢帶來嚴重的後果。我也會提到一些最近的研究結果，針對使用鴉片類藥物的慢性疼痛患者，與沒有使用的患者，比較兩者之間的差異。你將更加瞭解為什麼我們如此迫切需要非鴉片類藥物的療法。

第 3 章 鴉片類藥物與慢性疼痛

在處方藥的使用頻率上，鴉片類藥物獲得壓倒性的勝利，最常用來治療急性與慢性疼痛。你可能飽受慢性疼痛之苦，或知道某人正在受這種苦，重要的是，你應該瞭解鴉片類止痛藥如何發揮作用，以及長期使用會造成哪些問題。

過去二十年來，使用鴉片類藥物來治療慢性疼痛的頻率飆高。儘管事實上鮮少證據顯示這些藥物對病情有幫助，甚至，愈來愈多的證據指出這些藥物很可能對身體有害，然而，還是發生了這類現象。在這一章，我將說明為什麼情況如此，並探討現今這股使用鴉片類藥物的風潮如何在美國興起。我也會說明一旦長時間持續使用鴉片類藥物，會造成什麼影響。

重要的是，我必須指出，身體本身就具有一種機制，可以自行製造鴉片類物質。因此，鴉片類物質本來就存在於大腦的自然環境中，並且參與許多天然的過程，幫助我們適應不斷改變的外在環境。我們身體中的這些自然物質十分重要；當我們攝取額外的鴉片類藥物，人體自然產生的鴉片類物質（例如腦內啡）受體就會遭到劫持，進而干擾正常的身體運作。所以，如果醫生開給你（或你認識的人）鴉片類止痛藥，你應該瞭解這些藥物可能產生的影響。這些影響遠遠超出了原先的意圖，不只是減少疼痛那麼簡單。

首先，讓我們來看看一些簡單的定義。重要的是，做為背景知識，你必須明白所有鴉片類藥物的原型都是嗎啡。嗎啡是一種自然生成的物質，與鴉片脂類似，而且源自鴉片脂，鴉片脂則是從特定品種的罌粟當中提煉出來的（世上有超過兩百種罌粟，但已知只有四種可以製造鴉片脂質）。

- 鴉片類藥物的化學結構與嗎啡的結構類似，而且具有相似的藥理作用。
- 鴉片是自然生成的生物鹼脂質，在鴉片罌粟（亦即罌粟）中發現，嗎啡和可待因（codeine）也是其中之一。

鴉片類藥物及其影響

在大多數人的認知中，鴉片類藥物是從外部攝取的（稱為「外生性鴉片」），例如嗎啡、海洛因與可待因酮（oxycodone）。正如先前提到的，身體也會自然產生鴉片類物質（名為「內生性鴉片」）。這些物質在身體裡面扮演許多重要的角色，以下將會檢視大多數角色。在身體內自然生成的鴉片類物質，有腦內啡、腦啡（enkephalins）、強啡肽（dysnorphins）與內嗎啡肽（endomorphins）。

在所有已知的藥物當中，鴉片類藥物是最古老的藥物，而且一般認為這種藥物的使用，比任何記錄有案的醫學史更早出現。鴉片類藥物最廣為人知的是它們對疼痛的效用。鴉片類藥物對急性疼痛、臨終痛苦與癌症疼痛相當有效。有趣的是，鴉片類藥物不會停止疼痛，而是改變病人對疼痛的感知。這種藥效只會分散注意力，讓我們對疼痛的感覺變遲鈍。人們回報疼痛依然存在，只不過不再是問題了。總而言之，鴉片類藥物降低病人感知疼痛的能力，改變病人對疼痛的解讀，並改變病人對疼痛的情緒反應。事實上，許多研究顯示，低劑量的鴉片類藥物無法影響身體的疼痛，卻可以改變病人對疼痛的情緒反應。因此，鴉片類藥物可以影響的第一級疼痛，是病人對疼痛的情緒性解讀（切記，雖然大腦以相似的方式處理所有類型的痛苦，心智卻以許多不同的方式解讀痛苦）。

鴉片類藥物也會讓人產生快感。「快感」是愉悅、快樂與幸福的強烈狀態或感覺。這種心理狀態可以自然發生，也可以由藥物引起。鴉片類藥物產生的快感效應（往往引起快感）或許是這種藥物最危險的地方，而且快感效應有助於解釋為什麼人們總是用這種藥物來取樂，最後導致上癮。然而，正如我們即將明白的，這種效應有時間限制，也就是說，一旦重複使用這種藥物，扼殺痛苦的效果與快感效應會隨著時間遞減。這類藥物最常發生的麻煩與誤解正在於此。

鴉片類受體

「受體」是細胞膜內的結構單位，其功能是與化學物質相互作用，引起反應，例如鴉片類藥物或神經傳導物質（即大腦的化學物質，負責攜帶訊息，在神經元之間傳遞）。我們擁有許多種類的受體，這些受體對於在大腦與神經系統中傳遞資訊至關重要，其中有四種已知的鴉片類受體。

一九五四年，阿諾德・貝克特（Arnold H. Beckett）與艾倫・凱西（Alan F. Casy）首度提出鴉片類受體的存在，獲得《自然》（〈Nature〉）雜誌報導，後來《藥理學期刊》（〈Journal of Pharmacology〉）又報導了一次。但是，直到一九七三年，研究學者才有能力提出鴉片類受體確實存在的證據。那一年，約翰・霍普金斯大學醫學院（Johns Hopkins School of Medicine）的學者坎德斯・柏特（Candace Pert）與所羅門・斯奈德（Solomon Snyder）呈現出固定在大腦特定區域的受體（這些學者發現的方法是運用標有放射性物質的受體，藉此檢驗出大腦裡的受體）。在過去數十年來，總共辨識出四種鴉片類受體，分別命名為 mu、kappa、delta 與 nociceptin/orphanin，這些鴉片類受體是在中樞神經系統與周邊神經系統發現的。這些受體不是被外生性鴉片啟動，就是被內生性鴉片啟動。它們全都有廣泛的作用，包括減輕疼痛的能力。

一旦鴉片類藥物與鴉片類受體相互作用，就會在神經細胞內產生一系列的化學反應，對生理與心理都會造成影響。這些影響會讓病人的心情發生輕微與劇烈的變化，可能發生一系列情感波動，如下所述：

- 獲得一定社會地位或事業成功而感到的滿足
- 大快朵頤
- 有意義的社交互動帶來的自在愉悅
- 性吸引力，這可以左右對性伴侶的選擇

※ 疼痛訊號背後的化學反應 ※

當鴉片類藥物與鴉片類受體相互作用，就會在神經細胞內產生一系列的化學反應。這種連鎖反應稱為「G蛋白訊號傳遞路徑」（G protein signaling pathway）。這是在人體內行動的眾多「第二信使系統」（Second messenger systems）之一。「第二信使系統」是一種分子，細胞表面的受體以第二信使系統做為中介，傳遞訊號給細胞內的標的分子。第二信使系統與受體連接，一旦這個受體活躍起來，第二信使系統也會跟著活躍。這簡直就像有一系列的化學物質連接到受體內部。只要有一種物質與受體產生相互作用，這一系列與受體連接的化學物質就會變活躍。此作用一旦發生，就會在細胞內部看到明顯的影響。（文接78頁）

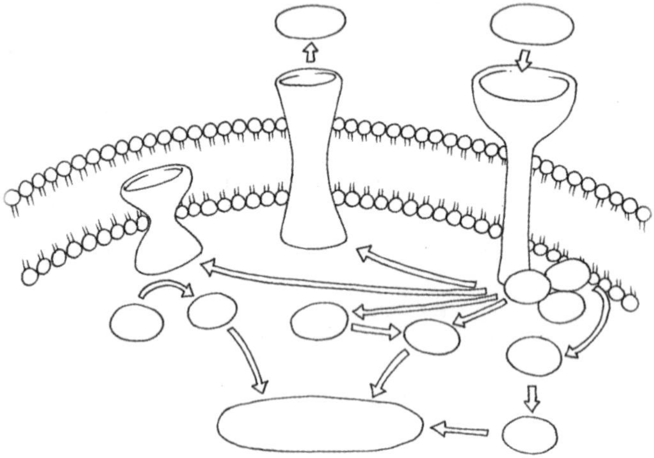

圖 1: 這三種杯子形狀的圖形位於細胞膜內，象徵 mu 鴉片類受體，其中兩個受體正要與細胞膜外的鴉片類藥物發生相互作用。細胞內的圓圈與箭頭象徵的是，當鴉片類藥物與 mu 受體系統發生相互作用，G 蛋白第二信使系統就會變活躍。

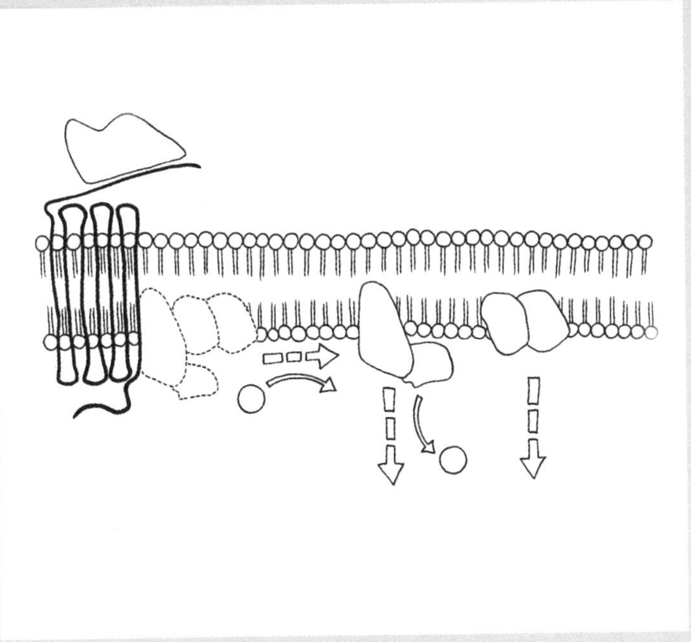

圖 2: 這裡更詳細描繪出整個系統。左邊跨越細胞膜的是受體。在細胞膜內與細胞內介於箭號之間的圖形，代表第二信使系統的分子；當鴉片類藥物等物質與受體產生相互作用，這些分子就會聚集起來，變得活躍。這種第二信使系統正是與 mu 鴉片類受體密切相關的 G 蛋白系統。

當鴉片類藥物啟動了「G蛋白訊號傳遞路徑」，就會打開一個通道，讓神經細胞改變自己攜帶的電子訊號，這樣一來，神經細胞就更難傳遞疼痛的訊息了。這對心理造成的影響是減少對疼痛的感知。鴉片類藥物也可以抑制特定神經傳導物質的釋放，而在傳遞疼痛訊息的過程中，神經傳導物質很重要。因此，鴉片類受體能夠以多種方式減少對疼痛的感知。請你試著回想，當你正在疼痛時，突然因為強烈的喜悅或專心投入某項活動而分散了注意力。許多人表示，此時疼痛似乎消失了。這很可能是內生性鴉片產生的效果。

對我們的討論相當重要的一點是，這些效應也包括改變了對疼痛的感知（請參照第76與77頁的圖示）。

除了可以改變我們對疼痛的感知之外，鴉片類藥物還涉及許多重要的大腦功能。

舉例來說，對於我們移動的能力，鴉片類藥物及其受體扮演關鍵的角色。我們也知道，異常的鴉片類物質傳遞牽涉到許多疾病，甚至與飲食失調有關——罹患這些疾病的人似乎從取得食物和進食中，獲得異常強烈的快感（普遍認為這是自然生成的鴉片類物質及其受體造成的結果）。鴉片類藥物也會改變內分泌功能、腸道功能、心臟系統與免疫系統。

鴉片類受體最廣為人知的特點，或許是它在調節情緒的過程中扮演的角色。有趣的是，在憂鬱症患者的身上，鴉片類受體的效力發生了變化。當這些鴉片類受體無法好好發揮作用，功能性受體的數量減少，就會產生類似憂鬱症的狀態。如果這種情況長期持續，就會造成憂鬱症。一項有趣的研究發現，與健康的人相比之下，重度憂鬱症患者處於悲傷的狀態時，可供連結的鴉片類受體就會大幅減少。

既然鴉片類止痛藥會影響心情，那麼，長期使用鴉片類止痛藥的慢性疼痛患者出現憂鬱的症狀，這種事也就屢見不鮮了——這些症狀或許是鴉片類止痛藥造成的結果，還有長期用藥導致這些受體發生改變，也可能是原因之一。正是這個原因，導致抗憂鬱藥對慢性疼痛患者多半無效。如果病人缺少完整無缺且正常的 mu 受體系統，抗憂鬱藥就不可能對心情產生正面的影響。此外，使用鴉片類止痛藥的慢性疼痛患者，也常常出現社交疏離的情況，遠離其他人，把自己孤立起來。這些狀況同樣是起因於長期用藥導致 mu 受體系統發生改變。

我診視的大部分病患，過去長期使用鴉片類止痛藥來治療慢性疼痛，已經失去感受快樂的能力。通常會告訴他們喜歡什麼和感覺很好的大腦部位，發生重大的改變，只因為他們長期使用鴉片類止痛藥——所以，他們就是無法體驗正面的情緒。這只會讓他們感到疼痛加劇。

※ 鴉片類受體與上癮 ※

鴉片類藥物有讓人上癮的作用，而 mu 鴉片類受體與加強這種作用有關。從第一次使用鴉片類藥物到上癮的過程中，大腦的 mu 鴉片類受體系統在結構上與功能上，都發生劇烈的改變。有趣的是，kappa 鴉片類受體與焦慮有關；一旦在長期使用鴉片類藥物之後驟然停藥，就會進入戒斷的過程，同時伴隨焦慮。這種受體系統造成焦慮的心態（煩躁與不滿的情緒），這種症狀通常發生在情緒失調疾患（mood disorders）中，一旦病患停止使用鴉片類藥物，這種狀態往往就會持續一段時間。有一點非常重要，若病人要擺脫長期使用的鴉片類藥物，就必須在受過專業訓練的人員照顧下，才能這麼做，只有這些人知道如何處理可能的併發症。

我們可以看見，鴉片類藥物與這四種大腦受體都具有多重的功能。這些功能大多數都對我們感受幸福與適應環境的能力至關重要。雖然醫生會以鴉片類藥物治療疼痛，但他們鮮少提供患者足夠的資訊，讓患者瞭解鴉片類藥物可能會對正常的大腦功能造成多方面的影響。結果，導致大部分患者都沒意識到這些改變的心理表現會很強烈。正如我即將在第六章進一步探討的內容，大部分長期使用鴉片類止痛藥的慢性疼痛患者，大腦都會經歷很大的改變，當中大多數改變會導致適應不良，而且無法發揮正常功能。這個結果讓我相信，只要醫生給予病人鴉片類藥物來治療慢性疼痛，病患就必須瞭解，使用這些藥物會對我們體內自然生成的鴉片類物質本身的功能帶來負面影響，而且，若沒有好好對症治療，這些影響就會長期持續下去。也是出於這個原因，這成為當務之急：我們必須針對慢性疼痛研發替代性療法，而非仰賴鴉片類藥物。

美國的鴉片類處方藥

正如前述，鴉片類藥物已經作為醫療用途和娛樂用途長達數千年。在美國，一九一四年的「哈里遜麻醉藥物法案」（Harrison Narcotics Tax Act）已將非醫療使用鴉片類藥物列為犯罪行為。直到一九九〇年代，政府都嚴格執行這項法案，當時鴉片類藥物只限於用來治療急性疼痛、癌症疼痛與臨終照護。在醫學界與立法機構，普遍瀰漫著一股恐懼，深怕長期使用鴉片類藥物來治療癌症以外的慢性疼痛會導致病患上癮，而且，最後鴉片類藥物對慢性疼痛的藥效會變弱。一九九〇年代，人們意識到有很大比例的美國人飽受癌症以外的慢性疼痛之苦，而且，這些人並未接受適當的治療。約莫那個時候，發生了一連串的事件，導致醫生開出大量的鴉片類處方藥，用來治療不同等級的慢性疼痛，程度從輕微到嚴重都有。接下來簡述這種改變後的醫療措施，以及這個變化如何導致普遍過度使用鴉片類處方藥，目前甚至到了流行的地步。

一九八〇年代晚期，許多醫生開始質疑長期使用鴉片類藥物會導致上癮的說法。大約此時，製藥公司展開一場轟轟烈烈的運動，支持使用鴉片類藥物治療癌症以外的慢性疼痛。一九九〇年代，一封信出現在《新英格蘭醫學期刊》（〈New England Journal of Medicine〉）上，揭發一項研究結果——研究人員觀察一萬兩千名長期接受鴉片類藥物治療的病患，發現很少人上癮。不久之後，《疼痛》（〈Pain〉）期刊報導了另一項研究觀察的結果：當數量不多的慢性疼痛病患長期接受鴉片類藥物療程，很少人出現異常行為（然而，這項研究觀察的病患只有二十四位，其中兩位，或可說是大約百分之八的病患，在鴉片類藥物療程中出現異常行為）。

同一期間，許多醫師官司纏身，病人控告他們沒有好好治療疼痛；而我隸屬的美國疼痛協會（American Pain Society）宣布疼痛是第五大生命跡象（所謂「生命跡象」，指的是一種身體功能，被醫療保健機構視為生理狀態的關鍵指標）。一開始事態的發展緩慢，然後漸漸加快速度，最後，使用鴉片類處方藥來治療癌症以外的慢性疼痛，竟變成司空見慣的事。

隨著這種療程的增加，過量使用鴉片類止痛藥導致死亡的比例開始提高。到了一九九五年，增加的幅度變得很明顯。同一時間，臨床實驗也正在檢驗以鴉片類藥物治療癌症以外的慢性疼痛療法。有趣的是，這些研究的結果令人失望。畢竟，在這些實驗中，前三個月內，疼痛的比例下降了百分之三十左右。這些研究都沒有檢視生活品質或身體功能的改善程度。所有實驗都排除了有廣泛的醫療問題或精神問題的病患，只保留慢性疼痛患者。換句話說，這些研究排除了所有罹患憂鬱症、上癮或任何精神疾患的病人。儘管接受實驗的群體選擇非常狹隘，結果依然令人徹底失望——即使是一群相對健康的人，除了疼痛沒有其他疾病，在使用鴉片類藥物來治療慢性疼痛之後，並未產生明顯且持久的療效。百分之五十的受試者中途退出，原因包括疼痛並未受到控制、出現不良的副作用、濫用藥物或綜合以上問題。在三項長期觀察十八個月的研究中，只有百分之十四的受試者直到研究尾聲仍在使用鴉片類藥物。根據估計的比例，在三十五位患者中，只有一位長期接受鴉片類藥物治療之後，對病情有幫助，但證據顯示生活品質與身體功能惡化。

儘管有這些發現，醫療保健機構（與大多數病人）還是相信，長期接受鴉片類藥物治療可以幫助慢性疼痛患者。這種誤解至今依然在醫學界盛行，而且我不知道如何解釋這種情況。我不認為我的同行試圖傷害病人。慢性疼痛患者應該接受某種程度的治療，減輕他們的痛苦——這種道德論證很容易瞭解。沒有人想要目睹他人受苦！但是，臨床證據顯示，鴉片類藥物對病情沒什麼幫助。這就很難理解為什麼大家繼續抱著這種認知不放了。而且，顯而易見，鴉片類處方藥的療程會造成過度使用與過量的問題盛行。

我有許多醫生同行目睹大量病患飽受慢性疼痛之苦，卻不知道如何治療。在接受基層照護的病患中，高達百分之六十的人患有慢性疼痛在內的疾病。我知道此時許多醫生對於嘗試治療慢性疼痛感到絕望，這是可以理解的。即使研究證明鴉片類止痛藥對慢性疼痛弊大於利，但或許是因為這些藥成功消除急性疼痛，甚至治癒了一些慢性疼痛病患，許多醫生依然會開這些藥給患者。他們希望減輕病人的痛苦，對於慢性疼痛在美國盛行的程度，許多醫生只是沒有其他解決之道可以選擇。

打從一九九九年開始，鴉片類止痛藥的銷量就增加了百分之三百。因過量使用鴉片類藥物而死亡的案例，超過其他所有藥物的總和。根據美國疾病控制與預防中心的統計，到二〇一一年為止，每天有超過四十人死於濫用止痛藥。二〇〇八年，有14,800起因過量使用處方藥而死亡的事件。一般人比較常聽到的古柯鹼、海洛因等「街頭毒品」造成的死亡，合起來都沒這麼高。二〇一一年，有420,040件急診室病例與非醫療使用的鴉片類止痛藥有關。經過估計，光是二〇〇七年，這個問題造成的社會成本就高達五百五十七億美金。這些數據還在持續增加中，顯示這個問題已經釀成流行，美國鴉片類處方藥的治療下場大多如此。

維可汀與諾科（Norco，含有鴉片類氫可酮與乙醯胺酚〔acetaminophen〕成分）等止痛藥在美國的使用量，幾乎等同於這些藥物在全球的使用量。也就是說，在美國，我們用掉了絕大多數的鴉片類藥物。當疼痛的流行病學研究顯示，全球各國有同樣多的疼痛病例，顯然我們無法解釋這個數據。此外，在美國，我們用掉另一種鴉片類藥物可待因酮百分之八十的全球供應量。再一次，這個數據似乎也缺少合理的解釋。

流行病學研究顯示，女性比男性更容易罹患慢性疼痛。全美的慢性疼痛患者中，有百分之六十五是女性，而且部分疼痛的疾病病患幾乎一面倒都是女性，例如纖維肌痛與大腸躁鬱症（纖維肌痛，百分之九十三；大腸躁鬱症，百分之六十五）。同樣令人不安的發現是，女性過量使用鴉片類止痛藥的比例大幅提高。根據美國疾病控制與預防中心的報告，二〇一〇年，每天大約有十八位女性死於過量使用鴉片類止痛藥，那一年總計有6,600人因此死亡。從一九九九年到二〇一〇年，每一年死於過量使用鴉片類止痛藥的女性人數增加了五倍。

二〇一二年，美國的醫療保健機構總共開出兩億五千九百萬張鴉片類止痛藥的處方箋。那樣的數量足以讓每位成人獲得一張鴉片類止痛藥的處方箋，甚至還綽綽有餘。在許多國家，醫生開出鴉片類止痛藥數量都比全國人數還多。

最近，美國食品及藥物管理局（FDA）核准使用兩種藥效強大的止痛藥，而且成分完全是氫可酮。即使美國食品及藥物管理局的小組委員會以十一比二的票數反對這項核准令，還有一個委員會建議不要核准其中一種藥物，但事情依然發生了。

上述這些研究不見得都很容易瞭解，但是，事實應該很明顯，這些研究在許多方面都不支持使用鴉片類藥物治療慢性疼痛。還有一件事應該也顯而易見，如今我對此深信不疑：我們缺少任何有利的證據，證明鴉片類止痛藥是慢性疼痛的解藥（雖然鴉片類藥物的治療似乎讓少數慢性疼痛患者病情好轉了）。正如我們從數據中看到的事實，鴉片類藥物的成本大幅超過利益，而且，如果慢性疼痛確實是大腦的疾病，以鴉片類藥物治療，反而是不得要領的做法。醫療保健機構與立法機構應該正視這類數據。這些數據讓我有動機繼續努力，尋找藥物以外的方法來治療慢性疼痛。

我們對慢性疼痛患者做的研究

好幾項研究都顯示，儘管數度嘗試接受適當治療，但美國的慢性疼痛患者過得並不好。長期接受鴉片類藥物治療的患者有許多共通點，包括憂鬱的症狀、曾經遭遇過不幸（充滿壓力的負面事件）、體能活動不足、肥胖、身體與心理不健康，以及身體有好幾個部位都會疼痛。

為了評估美國目前的慢性疼痛狀況，我與同事在哈茲登・貝蒂・福特基金會（Hazelden Betty Ford Foundation）與羅馬・琳達大學醫學院，針對 1,009 位慢性疼痛患者進行一項線上調查。我們希望瞭解他們多常感到疼痛、疼痛持續多久，以及疼痛有多嚴重。我們也希望瞭解答題者的生活品質，以及疼痛如何影響他們的生活、他們經歷了多少不幸、他們使用的藥物、他們對依賴的看法、他們對目前接受的療法有多滿意、他們是否有依賴性或害怕依賴。

這項調查從二〇一四年六月進行到七月，最後出來的結果在統計學上有效，只有百分之三的誤差。基本上，這意味著我們的調查結果可以歸納出全美所有成年慢性疼痛患者的狀態。我們分析這些研究時，計算了回答問卷的受試者人數，達到總人口數的百分之一。因此，如果百分之五十的受試者正面地回答一道問題，百分之三的誤差告訴我們，總目標群體的百分之四十七到五十三也會有正面的答案。

造成受試者疼痛的主要原因是腰痛，接著依序是頭痛、脖子痛、退化性關節炎與纖維肌痛，這一點在意料之中。背部疼痛與工作傷害在男性身上比較普遍，至於頭痛、纖維肌痛、大腸躁鬱症與腹痛，則較常發生在女性身上。最大的發現是，超過百分之九十七的受試者回報，他們曾經歷過創傷，而且當時的傷痛並未獲得解決，例如身體虐待、情緒暴力、性侵，或是年幼時失去摯愛，內心的悲傷無法釋懷。

我先前提過，二〇〇八年，我與同事進行了一項研究。當時我們詢問慢性疼痛患者，有多少人認為相較於自己目前的處境，死亡會是更好的選項，結果一半的人回答他們確實這麼想，但是，經過六個月的鴉片類藥物治療之後，比例提高了，百分之六十八的人有這種想法。顯然，鴉片類藥物對病人的思考與希望造成負面影響，導致病人萌生死亡的念頭。當一項療法似乎與日漸增加的尋死念頭有關，我們必須質疑：這項療法真的有效嗎？

在二〇一四年的調查中，最常見的處方藥是鴉片類藥物。幾乎半數（百分之四十八）的受試者都使用三種或更多種藥物來治療疼痛。三位受試者當中，就有一位以上（百分之三十五）提到，他們對藥物產生依賴性。二十人當中，就有一人（百分之五）回報他們使用非法毒品；四位病患當中，就有一位（百分之二十四）使用的藥物多過他們拿到的處方藥；百分之二十四的人害怕對藥物產生依賴性。所有病患都提及，慢性疼痛對他們的生活造成很大的影響；但是，更多使用鴉片類藥物的病患表示，慢性疼痛對他們的生活造成嚴重的負面影響。

我們針對使用鴉片類藥物的病患，與不曾使用這類藥物的病患，比較兩者的回答。鴉片類藥物使用者回報生活品質變糟了，疼痛程度變嚴重了，身體的功能與狀態惡化了，出現更多憂鬱的症狀。其他研究也出現相同的結果。這些發現支持了我對病患的觀察。不僅如此，當這些病患停用鴉片類藥物，獲得適當的非鴉片類藥物治療，病情就會大幅好轉。

我們在二〇一四年得到的研究結果，不只呈現出慢性疼痛對全美飽受此病所苦的人造成的影響，而且也指出目前許多以藥物為基礎的療法並不適當。在這項調查中，有個鼓舞人心的發現：百分之八十九的受試者，對於使用藥物作為他們主要的治療形式，並不滿意；百分之八十的受試者提到，如果有替代性療法可以選擇，他們願意減少目前的用藥量或停止現在的用藥。

我發現最後一項結果非常鼓舞人心。這告訴我，在這個國家，大多數慢性疼痛患者對於藥物以外的選項抱持開放態度，並且尋求替代性療法。

結論

在這一章，我們得知鴉片類藥物運作的基本方式，以及鴉片類藥物對大腦與行為產生的所有影響。我們也看到，目前美國的鴉片類藥物療法是在一九九〇年代明顯增加，造成了嚴重的後果。儘管多項研究顯示，長期使用鴉片類止痛藥治療慢性疼痛是否真的有幫助，並未經過證實，但是，這種處方藥還是蔚為流行。我也分享了我和同事完成的線上調查結果，我們證實了即使接受鴉片類藥物和其他以藥物為基礎的治療，慢性疼痛患者依然繼續受苦。然而，當我得知幾乎所有病患都想要其他替代性療法，只要有其他選擇，他們願意停止目前的用藥，或至少減少藥量，我還是備受鼓舞。在第二部，我將介紹一些有望成功的技巧，這些技巧完全不用藥物。不過，在我們進入那個階段之前，你必須更瞭解自己的大腦。

下一章，我將說明你的大腦組織與運作方式。瞭解這一點很重要，因為正如前面所提，慢性疼痛是大腦的疾病。大腦是很複雜的器官，本身就擁有強大的力量，能夠「重新設定」自己，對治療這種疾病來說，這一點是不可或缺的關鍵。在減輕慢性疼痛的過程中，瞭解這項能力是重要的一步。

第4章

上癮與慢性疼痛是否有相似之處？

我在職業生涯中看過許多有趣的病人，有些人只患有慢性疼痛或上癮，有些人兩者都有。我一直在觀察慢性疼痛患者與上癮的患者，看看他們有何相似之處，不過，直到最近為止，我的觀察都沒有科學的基礎。過去已經有研究檢視大腦參與的疾病過程，例如憂鬱症與焦慮，但最近才剛有研究檢視慢性疼痛與上癮。這些研究證實，與上癮有關的大腦區域，以及與慢性疼痛有關的大腦區域，兩者有很大的重疊。這些大腦區域是神經細胞網絡的一部分，賦予我們好幾項能力，包括處理負面情緒、留意到內在狀態，以及為了完成目標導向的任務，而投入所需的工作。你將從這一章得知，不論是慢性疼痛、還是上癮的病患，他們的大腦區域都沒有發揮正常功能。

可能有許多人想知道，為什麼我們要探究這個問題：慢性疼痛與上癮的疾病過程是否有相似之處？首先，因為兩種過程都會影響同樣的大腦區域，而我們正在進行的研究顯示，本書介紹的一些治療方式似乎能成功治癒這兩種疾病。這一點很重要，因為我們用非藥物的方式治療上癮的歷史，遠比用非藥物的方式治療慢性疼痛還要久，而且功效斐然。第二，正如前述，上癮的病人與慢性疼痛患者有大量重疊。我們已經目睹許多人濫用藥物，而在治療慢性疼痛時，也有部分出現這樣的問題。如果這已經是你的經驗，你肯定會對這些疾病的相似之處很感興趣。第三，尋找兩者的相同之處，這種做法很新鮮，而且無法預料，類似這樣的突破往往令人興奮不已，因為這些突破可以打開通往新療法的門。

近期已有針對同時罹患慢性疼痛與上癮的患者大腦進行的基礎研究，我已經獲准可以自由地延伸這項研究結果，微調出只針對慢性疼痛的療法。一旦你得知這些研究在實用性上的意義，你就會發現，很容易理解為什麼要用這些研究結果來治療錯綜複雜的慢性疼痛問題，以及如何治療。我治療同時罹患兩種疾病的患者，這種經驗幫助我洞悉兩種疾病的相似之處，但重點不在於症狀，比如「有多痛」或「疼痛的品質」，而是「這些疾病如何影響人們思考、處理情緒與失去希望」。在這兩種個別的疾病過程中，我看到的相似之處令我吃驚。

慢性疼痛與上癮

一般將上癮視為一種不斷復發的慢性疾病，病人需要一直取得成癮物質，無法控制攝取量，出現不良與非法的行為，處於負面的情緒狀態，包括焦慮與憂鬱。一旦無法取得藥物（或毒品），就會出現戒斷狀態。彷彿上癮者受到成癮物質控制，甚至到了主宰病人生活的地步。這種持續關注的狀態一再重複，不是取得毒品、使用毒品、從毒品的影響中恢復過來，就是面臨戒斷狀態。處於戒斷狀態的特徵是反覆思考，上癮者滿腦子幾乎只想著毒品。到了這個時候，生活變得愈來愈困難，上癮者漸漸失去感受快樂與喜悅的能力。

回想第二章的內容，我將慢性疼痛定義為：「當一個人的心智受困於負面情境，導致無法痊癒，在此情況下體驗到的任何感覺就是慢性疼痛。」這種持續不斷的疼痛，導致病人一直把注意力放在疼痛與負面情緒上，不停地嘗試脫離這些狀態。當這種疾病發展下去，生活本身就會變得愈來愈痛苦，病人也會愈來愈沒有能力感受快樂與喜悅。

當你思考上癮與慢性疼痛的定義時，就會發現許多相似之處。隨著疾病進展，兩種病的患者都會愈來愈痛苦。而且，不僅是身體上的痛苦，心理上也備受折磨。一旦持續使用成癮物質，然後突然停用，病人就會陷入負面的情緒狀態；這一點與慢性疼痛患者經歷的情緒狀態相似。兩種疾病都會讓患者陷入幾乎完全穩定的負面情緒狀態中（雖然對患者身邊的人來說，患者的情緒起伏看起來彷彿雲霄飛車）。兩種疾病都不只造成身體上與心理上的痛苦，還會導致一種社交痛苦——遭受孤立是患者的典型經驗。而且，兩種疾病都會促使飽受病痛所苦的患者試圖擺脫痛苦。這些嘗試大多徒勞無功，只會帶來更多痛苦。

可想而知，許多上癮的人會接著罹患慢性疼痛，或出現預先存在（preexisting）的慢性疼痛病況——這種病況成為入口，通往上癮與戒斷的循環。

相同的誘發因素

上癮與慢性疼痛的相似之處不僅在於病徵。我們已經得知，這些疾病也有一些相同的「誘發因素」——亦即有些情況會增加罹患慢性疼痛或上癮的可能性。在前幾章，我們已經看到許多慢性疼痛患者的病史顯示他們曾經歷過壓力事件，導致後來罹患慢性疼痛。我提到我診視過的病例，這些病人嬰幼兒時期都曾遭遇過不幸，無法適當處理壓力，因此長期處於極大的壓力下。在第二章，我說明了過往的痛苦經驗如何影響負責處理痛苦的大腦區域，一旦這種經驗重複出現，就會強化這些大腦區域，等於降低了傳遞痛苦訊息的門檻，這種過程稱為「細胞結集」。這替未來的痛苦經驗預先鋪好了路，尤其是如果這些早期的痛苦經驗並未受到適當的處理，而當事人尚未放下這些經驗造成的重擔。當我們並未處理痛苦的情緒或解決身體上的疼痛，反而壓抑情緒，忽視自己的感受，試圖忘掉一切，或用其他活動來掩蓋情緒，就會發生這種事。對於有過這種經驗的人來說，罹患慢性疼痛只是遲早的問題。因此，如果你過去曾經有痛苦的經驗，而且你也沒有成功處理那些經驗，你的大腦就已經準備好重複進入負面情緒的狀態。此外，經常重複或重溫痛苦的情緒狀態，會導致更多痛苦。這會被當作一種心理（情緒）事件來體驗，或許會轉化成身體的問題，也或許兩者皆有。

有些人從一開始實驗性地嘗試毒品，然後因社交需求而使用毒品或把毒品當成娛樂，到後來持續使用毒品，我相信，這些人最需要治療的很可能是內在的痛苦。我的許多病人都告訴我，他們第一次使用成癮物質，例如酒精、古柯鹼或鴉片類止痛藥，就發現他們從內在的不安或負面的情緒狀態解脫了，而自他們有記憶開始，這些痛苦就一直折磨他們。在這些人當中，許多人也提到那些成癮物質緩解了長期的憂鬱症狀或其他負面的內在狀態。雖然這種痛苦與身體上的疼痛不一樣，例如關節炎或其他疾病，但是，請記得一件事：在大腦裡面，痛苦就是痛苦。我相信，用藥或使用毒品產生的快感，會讓人停止體驗一些負面的內在狀態，而這些狀態就是痛苦。讓我們來探索這些負面的情緒狀態。

負面的情緒狀態

負面的情緒狀態是生活的一部分。當我們經歷特別痛苦的情況，導致負面的情緒狀態，我們所有人都會記得這段人生。我們大部分都有能力適當處理這些情緒，恢復相對平衡的狀態。然而，對有些人來說，這些情緒擊倒了他們，他們無法好好處理情緒，因此，他們承受不住痛苦情緒的衝擊。最近的研究顯示，欠缺適當處理負面情緒的能力，通常意味著即將邁向慢性疼痛與上癮的開端。

大腦裡有特定的網絡處理情緒，在某些情況下，這些網絡機能失常，無法適當處理情緒。這種情況通常發生在壓力大的時候，比如有人突然受傷，引發劇烈疼痛，或者有人開始使用一些物質來處理生活裡的壓力源。我治療過許多病患，他們面臨壓力很大的人生經驗時，不是罹患慢性疼痛，就是開始使用成癮物質。上述提及的研究指出，之所以會發生這種情況，是因為處理負面情緒的大腦網絡不堪重負，一旦人們持續體驗到未曾解決的負面情緒，就會導致內在陷入痛苦。當大腦處理這些痛苦的內在狀態，讓我們重視與享受正面經驗（在本質上，會讓我們獲得愉悅感受的「獎賞」）的大腦部位，就會因為負面情緒（一種「抗拒獎賞」的心態）而不堪重負。這為慢性疼痛與上癮的開始帶來機會。正如我們即將在治療慢性疼痛的章節中探討的內容，在我治療疼痛的方法中，關鍵在於有能力辨識這些負面的情緒狀態並適當處理情緒，包括培養出能力，可以自行決定進入負面情緒狀態的時機以及起因。

許多研究已經檢視了在慢性疼痛與上癮的疾病進程中有哪些誘發因素。他們發現持續疼痛的患者出現憂鬱、焦慮、與過去不幸事件有關的負面心態、沒有能力處理過去與當下的壓力等症狀。因此，如果你的生活中已經有許多負面的經驗，而且成為你自我描述的內容之一，加上你正處於巨大的壓力下，你或許會認定未來所有結果都會很糟，這會造成一面倒的負面情緒狀態，往往引發持續的疼痛與上癮。

當我和同事訪談慢性疼痛與上癮的病患，我們發現大多數人都用酒或其他藥物（或毒品）來面對負面情緒，甚至早在他們的身體開始疼痛之前就這麼做了。幾乎所有人（百分之九十七）都提到，他們還沒罹患慢性疼痛或上癮之前，就遭遇過不幸（例如受到虐待或失去摯愛）。在其他研究中，我們觀察了只罹患慢性疼痛的病人，超過百分之九十的人回報，他們並未解決過去的不幸帶給他們的感受。因此，我們斷定，經歷壓力巨大的事件，例如遭受虐待或其他創傷，會讓人陷入持續的負面情緒狀態，而這正是改變大腦重要區域、進而引發慢性疼痛與上癮的誘發因素。

預設模式網絡（Default mode network）

大腦能夠解除其他任務，藉此把注意力放在某些任務上。舉例來說，當你開始閱讀本書時，你把注意力從其他任務與內在經驗轉移開來，專心投入閱讀的任務，包括理解文字、句子、段落與章節。你這麼做的時候，就會瞭解書中關於慢性疼痛本質的內容，希望你也能把這些內容連結到你的生活中。如果你接著暫停一會兒，把注意力轉向內在，對自己發問，例如你為什麼閱讀這本書、書中呈現的概念如何應用到你的生活中，你就正處於「無任務」（task-negative）的狀態。這純粹是一種行動，亦即把注意力從外界的刺激（書頁上的文字）或任務（閱讀一本書）轉移開來，然後專心投入內在活動（處理這本書引發的無數思緒與感受上），因此解除了閱讀這本書的特定任務。二〇〇一年，神經學家馬庫斯・賴希勒（Marcus Raiche）首度將這種讓人進入無任務狀態的神經網絡，稱為「預設模式網絡」。這種大腦的轉變是以電腦作為比喻——電腦會從訊息處理模式變成休眠模式或預設模式。你應該隨時都能從試著執行特定任務的狀態轉變到無任務的狀態。

最近的研究顯示，同時患有慢性疼痛與上癮問題的人，在進入無任務狀態（預設模式）時會出現問題。或許是因為他們腦海中的故事或自述非常負面，而且，伴隨這兩種疾病出現的痛覺主導了他們的思考過程。這種負面的自述抓住了他們的注意力，他們全神貫注地投入伴隨強烈負面情緒的思考模式中。在上述的例子中，你的注意力或許會被情緒與身體上的疼痛所轉移，無法進入無任務狀態，客觀處理你所閱讀的內容帶來的思緒與情緒；這些情緒與身體上的疼痛（往往源於過去的不幸）定義了你背負的人生故事，賦予負面的描述，讓你無法充分運用這本書或其他書籍提供的任何有益建議。類似的模式也出現在長期憂鬱、焦慮或受過創傷的人身上。正如我們在第二章探討的內容，當你反覆思考負面思緒（慢性疼痛和上癮都一樣），你就無法轉移到冥想模式。

當一個人滿腦子都是負面念頭與痛苦，無法擺脫那種敘事觀點，進入預設模式（唯有在預設模式中，才能有效脫離那種敘事觀點），那個人就會從負面的角度看世界。這是慢性疼痛的重點，也是上癮的重點。當你在後續的章節發掘愈來愈多關於大腦與心智的知識，開始進行本書第二部的練習，你就必須學習進入預設模式，練習讓心平靜下來，這一點非常重要。這麼做將能讓你擺脫痛覺。

目標導向的思考

大腦的特定區域負責凝聚注意力，投注在那些能讓我們完成目標導向任務的環境要素。這種能力讓我們生活得更有效率。倘若少了這種能力，生活就會變得艱難，充滿巨大的壓力。研究顯示，在慢性疼痛與上癮的病例中，有些大腦區域負責讓人把注意力放在任務上，這些區域會選擇專注於哪些環境要素，避免因負面情緒而分神、無法適當發揮功用。這些疾病也會減損我們辨識何時目標導向任務失敗的能力，因此導致慢性疼痛與上癮的患者很難持續專注於任務上，並完成目標導向的行為。

經歷過慢性疼痛的人都很清楚，疼痛多麼讓人分心，你們也知道，疼痛往往會讓你們無法完成任務。如果這種事發生的頻率夠高，你甚至很可能會開始認為自己沒有能力完成任何事。隨著慢性疼痛的病情進展，這類情況逐漸惡化。在第二章，我們提到一個極端的例子，有些慢性疼痛患者身上會出現一種扭曲的思考模式，他們無法準確地感知自己的行動，甚至認為自己動彈不得。上癮的人在思考時也出現類似的扭曲。他們一心一意只想取得可以左右心情的成癮物質，無法把注意力放在更有生產力的目標導向行為上。正如慢性疼痛（與對疼痛的恐懼）占據了疼痛患者的心思，上癮的人滿腦子也只想著如何取得毒品與吸毒。對那些慢性疼痛患者、上癮的人或兩者皆有的病人來說，能夠適應環境的目標導向行為是很難達成的任務。

內在監控

正如你的大腦能夠把注意力放在外部環境上，大腦也可以專注於內在環境，這種狀態稱為「內在監控」（internal surveillance）。比方說，當你閱讀這本書時，為了理解這本書試圖傳達的訊息，你用眼睛看著文字，把字母拼成單字，然後把單字組合成句子。如果你暫停閱讀一會兒，把注意力放在你的身體裡面，只是去感覺身體有什麼感受。比方說，你或許會發覺自己感到飢餓、平靜、焦慮，或任何你無法說出來的感受。雖然每個人隨時都可以進行內在監控，但是，在慢性疼痛與上癮的患者身上，這種能力大幅減弱。所有放在身體內部的注意力，都投注在負面的內在提示上，這些提示告訴他們，他們並不好，而且疼痛主導了一切。他們失去客觀審視自己內在狀態的能力，總是帶著負面的批判審視自己。等你讀完整本書，你會看到更多慢性疼痛在這方面的問題；我將提出治療的策略，讓你可以好好地進行內在監控，不再受到這種嚴厲的自我批判影響。

結論

儘管慢性疼痛與上癮的疾病進程截然不同，但我們已經得知兩者有許多共通點。我們看到兩種疾病涉及的大腦區域都很相似，這意味著許多症狀與行為也都一樣。這項發現替未來研發出治療兩種疾病的方法鋪好了路，並且已經帶來鼓舞人心的研究發現、有待研究的新療法，以及持續進展的治療方式。

對慢性疼痛患者與上癮的人來說，這種感覺很常見：覺得自己的生活失去控制，再也無法決定人生的方向，因為超出他們掌控之外的因素主導了一切。我們探究了負面情緒如何控制慢性疼痛患者或上癮的人，導致他們無法完成目標導向的行為或進入無任務的狀態。我們也呈現了他們如何把注意力放在持續不斷的不適感，始終不肯轉移注意力，最後這種不適感成為他們持續存在的內在狀態。這種情況讓人非常不舒服，造成相當大的痛苦。在下一章，你將得知更多關於人類大腦與大腦運作方式的重要資訊。在簡介一些大腦的一般原則之後，我將把焦點放在受到慢性疼痛影響的大腦區域。

第5章

大腦

像大腦這樣複雜的器官，試圖用一個章節來涵蓋所有相關的重要資訊，是很大的挑戰。為了達到我們的目的，本章收錄的資訊只限於大腦一些重要的具體面向，揭露大腦如何受到慢性疼痛影響。我也會提到神經元（神經細胞）的基本運作方式。我將說明為什麼我們應該將大腦視為「資訊處理系統」，以及我們有多不瞭解大腦如何處理資訊，尤其是創造意識時大腦如何運作。正如你即將看到的內容，這對我們瞭解如何處理疼痛非常重要。如果你不記得大腦所有的專有名詞或結構，別擔心。重要的是，你必須有概念，知道不同的大腦功能如何造就我們對慢性疼痛的體驗，以及我們最終如何改善這種體驗。

一開始，我會先介紹尋找「意識的寶座」（seat of consciousness）的歷史。接著，我將介紹神經元，然後談談一群神經元如何聚集在一起，發揮功能，創造心理活動。隨後我會探討大腦的資訊處理活動如何受到慢性疼痛影響。在本章尾聲，將介紹慢性疼痛改變了哪些大腦區域。

這一章大半都會著重於大腦皮質的介紹。皮質是最晚熟的大腦區域，通常在青春期晚期到剛邁入成年期才發育完成，到目前為止，皮質是最複雜的大腦部位。所有高階心理活動都在這裡進行。儘管這是最難說明的大腦區域，但這也是最令人興奮的大腦區域。在慢性疼痛的經驗裡，以及從慢性疼痛痊癒的過程中，大腦皮質都扮演著關鍵的角色。

歷史觀點

對於我們如何體驗自我與世界，大腦扮演什麼樣的角色——為了徹底檢視這一點，我們必須綜觀歷史，思考人類如何嘗試回答這個問題：「意識存在於身體的哪個部位？」當然，就連意識代表什麼意義，許多人都從未停下來思考過。對那些思考過這一點的人來說，「心智」或「意識」都源自大腦，這似乎是顯而易見的事。不過，那只是因為我們大多數人從小就被灌輸這種觀念，而且，關於思考、感受、計畫等有意識的活動，我們聽到和學到的一切都指向大腦是這些活動的源頭。但是，只要我們回溯到幾千年、甚至幾百年前，當時人們對身體與內在的運作還不太瞭解，沒有任何假設的基礎讓人們認定意識存在於大腦。我們會發現，就連「意識」這個概念在當時看來都很激進。

數千年來，世人已知我們具有意識──亦即一種精神生活──可是，對於意識究竟存在於我們身體的哪個部位，或意識源自哪裡，人們尚不清楚。就連古代的學者都努力想找出意識或精神生活存在於身體哪個部位。直到現在為止，這件事引發許多爭論，其中多半是誤解。到了十七與十八世紀，才有科學家與哲學家開始認為，具體的心理功能源自大腦的不同區域。在這之前，一般認為負責心理活動的是身體的其他部位，例如心臟和肝臟。

至於人們何時開始尋找意識的身體基地（material basis，亦即可以找到意識的身體部位），最遠至少可以追溯到希波克拉底（Hippocrates of Cos）（註3），早在公元前五世紀，他便開始探索這個概念：身為人類的關鍵在於擁有意識與思考的能力。雖然希波克拉底不確定意識位於身體哪個部位，但他主張「思考」的器官或他所謂「指導聖靈」（guiding spirit）的器官就是大腦。他認為心臟是感覺的器官。因此，希波克拉底給了第一個線索，讓我們得知大腦可以是意識與精神生活的器官，但是，他並未嘗試說明大腦如何運作。

大約五百年後，希臘醫生蓋倫（Galen）首度嘗試找出意識在大腦中的確切地點。他相信意識存在於「腦室」（ventricles）。（腦室是充滿液體的大腦腔室，位於大腦外側的皮質層下方，正如我們提過的，腦室是我們最複雜的思緒中心。）蓋倫相信體液（humors）有種特別之處，可以賦予我們能力去體驗意識或心理功能。他推測人們透過眼睛從肝臟接收到特別的體液，而這些體液聚集在腦室的液體中，形成「靈氣體

註3：為古希臘醫者，被譽為西方「醫學之父」。

液」（psychic humors）或意識。（一般認為體液存在於身體的液體中；古時候將血液、黏液與膽汁等體液依照不同的情感特質分類。）蓋倫的理論現在看來或許很原始，但當時卻非常先進。他是第一個賦予大腦實際功能的人，從他開始認為大腦負責產生意識。

希波克拉底和蓋倫提出這些觀念之後，數百年過去了，在尋找意識的身體基地與確定具體功能的事上，沒什麼進展。然後，到了十七世紀，學者開始試著尋找意識存在於哪個大腦區域。此時，他們提出疑問：是否有一個特定的大腦區域，意識在這個區域裡與其中的大腦物質同步運作？法國哲學家笛卡兒提出，有個大腦的腺體，名為「松果體」，意識就存在其中。其他人則認為意識存在於大腦的不同區域。第一步是尋找掌管我們精神生活的大腦器官或區域，然後是為特定的大腦區域訂出局部的功能。

直到十九世紀，意識、思想與大腦活動之間的關係都還不明朗。一八〇〇年代早期，德國的神經解剖學家弗朗茲・約瑟夫・高爾（Franz Joseph Gall）提出，我們的智力存在於大腦皮質（灰質）。他首度指出，人類透過在大腦皮質發現的細胞活動，進行心理活動。高爾提出，特定的皮質區掌管特殊的功能，比方說，對生命的愛、毀滅的本能、注意力、因果關係與模仿能力。雖然到了現代，我們可能會認為高爾對大腦的解釋很幼稚，但這是首度有人試圖找出皮質的功能，回想起來，這是相當新穎且勇氣十足的主張。

一八〇〇年代中期，神經學家馬克・達克斯（Marc Dax）與保爾・布羅卡（Paul Broca）描述某個皮質區受損如何與失去特定功能有關。他們都相信自己口中的皮質區掌管發音清晰的口語表達能力。布羅卡檢視了一位男士的大腦，他因為中風而失去說話能力，但依然可以完美地理解語言。布羅卡的發現激起了更進一步的臨床研究，證實特定的皮質區與某些功能有關，例如行動能力、觀看能力與感受能力。

這些學者花了數千年的時間，才明白大腦與心理能力有關，這一點總是讓我驚奇不已。然而，一想到當時的科技與醫學還未經歷十八世紀的科學革命，人們對精神生活的認知都帶有神祕的靈性成分，就不會覺得這麼久才有如此進展很奇怪了。畢竟，在一九七〇年代早期發明電腦斷層掃描之前，我們還沒有能力在活生生的大腦運作時取得大腦的清晰影像。隨著這項科技的大幅進步，這已經變成常識：不同區域的大腦皮質掌管特定的人體功能。不過，人們尚未具體得知這些區域的功能之間如何相互作用，產生思緒、感受與行為。意識如何源自一群神經細胞？這依然是個謎。然而，我們已經證實，那些神經細胞和思考能力與產生意識之間，有強烈的關係。

大腦的結構

大腦是由許多「神經元」與「膠質細胞」所組成。神經元聚集在一起，發揮許多功能。神經元網絡形成各式各樣的大腦結構，包括四個腦葉與包覆大腦外層的皮質層，而正如先前提過的，皮質層是處理複雜思考的中心。膠質細胞有支持神經元的作用。這些膠質細胞提供營養，有助於新陳代謝、控制神經傳導物質，而且可以傳遞訊息。雖然我不打算詳述這些大腦結構的細節，但我們還是要有些基本的認識，這樣才能明白慢性疼痛為何被視為大腦的疾病。

神經元、突觸與膠質細胞

大腦的基本單位是「神經元」。神經元是個別的神經細胞，具有一個細胞體，還有一條長長的管狀突起（細胞的延伸），名為「軸突」（axon），以及一條較短的管狀突起，名為「樹突」（dendrites）。神經元可以產生電荷，並攜帶電子訊號。直到一九〇〇年代早期，科學家利用改良過的顯微鏡檢視大腦，才發現神經元的存在。從此，對於神經元如何發揮功能、不同的神經元之間如何互相溝通、如何聚集起來完成任務，我們的瞭解有很大的進展。

透過發生在「突觸」（synapse）的溝通過程，神經元才得以相互作用。突觸是兩個神經元之間的小小間隙。神經元送出的化學訊息會穿越這些突觸間隙。基本上，這些神經細胞交換名為「神經傳導物質」的化學物質，一個神經元的一端會釋出神經傳導物質，然後穿越突觸間隙，由另一個神經元接收。（請見117頁圖示）

神經元有許多種大小，能夠傳遞訊息到很遠的地方。比方說，有個皮質區掌管動作。於是，為了移動我們的大腳趾，必須從皮質區傳遞訊息，一路往下直達我們的腳趾，刺激腳趾的肌肉。其他神經元小多了，負責微調皮質區內部的電子訊號等功能。

膠質細胞有幾種不同的種類，協助神經元維持結構與能量。膠質細胞也負責其他代謝功能，例如生產神經傳導物質，維持一定的量。最近發現，這些細胞也可以傳遞神經傳導物質，而且可能還可以產生電子訊號。

神經元透過在突觸發生的互動，得以和其他神經元交換資訊。如今科學家相信，神經元與突觸之間的互動，讓我們有能力進行思考、記憶、計畫與感受情緒等心理功能。大腦與心智令人驚奇的地方在於，我們假設，在大腦神經元產生的電子與化學過程，以某種方式負責處理意識與所有的心理過程。我們還不瞭解這是如何發生的，但是，我們確實知道，當神經元與膠質細胞遭到破壞或無法正常運作，就會大大影響我們的意識、心理過程與行為。在慢性疼痛的例子中，有些神經元群組的結構與功能會發生改變。我們必須記得一件重要的事：這些結構上與功能上的改變會回過頭來影響神經元，變成常態，這種現象得再次歸功於神經可塑性（亦即大腦改變自己的能力），我們將在下一章探討更多細節，而這也是本書第二部收錄的練習目標。

※細胞溝通的化學過程※

神經元透過電子訊號攜帶訊息與處理資訊，這是大腦溝通的基礎。我們可以把神經元想成電線，因為就像電線一樣，神經元可以傳導電子訊號。神經元很特別，因為它們可以產生電荷，讓電荷穿越細胞膜，傳遞出去。神經元的做法是，不停地讓數量不一的帶電粒子（名為「離子」）穿越細胞膜。鈉離子、鉀離子、氯離子與鈣離子都可以帶電，不是正電荷，就是負電荷。神經元讓細胞膜內的負離子數量一直多過細胞膜外的數量，藉此產生電荷。神經元具有幫浦作用的通道，透過這個通道，神經元就可以持續讓電荷穿越細胞膜。這些幫浦需要葡萄糖提供的能量，才能讓離子進出神經元。此外，軸突有著電線般的長形結構，神經元也可以沿著軸突傳遞訊息。其他從神經元突起的附屬物稱為「樹突」。來自不同神經元的樹突互相作用，一般認為發生在神經元之間的處理過程，大多由樹突負責。軸突與樹突都會跟其他神經元之間形成突觸間隙，這些突觸會攜帶細胞之間的訊息。神經元群組可以像一個單位般合作。

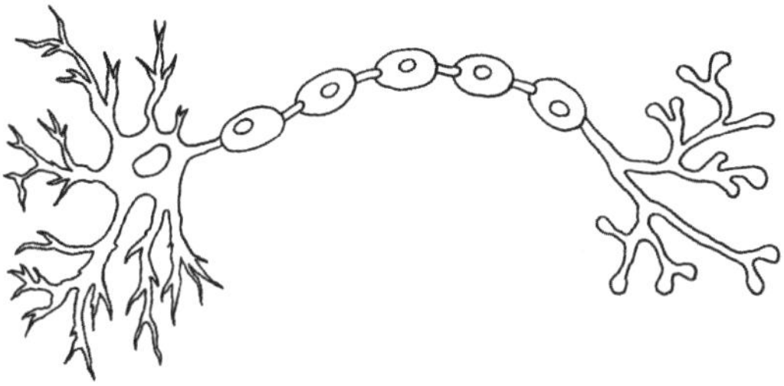

圖 3：這是神經元。左邊是細胞體，中心的圓圈象徵細胞核。從細胞體往外延伸的附屬物是樹突。至於從細胞體向外延伸的最長附屬物，則是軸突。軸突攜帶電子訊號到右側的圖形，那裡有更多樹突準備好與其他神經元互動。

神經網絡、腦葉與皮質

當你和我討論網絡時，我們會想到一群又一群的人關注同樣的活動或目標，或許還會想到一群群電腦使用者為了共同的目的或業務互相連結。在大腦裡面，神經元群組正是以類似的方式合作。這些「神經網絡」是由神經元群組形成，而神經元之所以聚集成群組，是為了執行特定的任務。神經網絡能夠與其他神經網絡互動，取得資訊，並加以處理。發生在神經元之間的互動，取決於必須完成什麼任務。

神經元的活動與互動，以及神經元聚集成一個單位的能力（以便執行特定任務與行為），這都是大腦的奇蹟之一。神經網絡很可能局限於大腦的特定部位，也可能散布在整個神經系統中，正如先前提到的例子，移動你的大腳趾涉及的神經活動，就是把訊息從大腦傳遞到脊髓，再傳到神經，然後一路從脊髓傳到腳趾。這種做法必須非常精準，而且十分協調，才能準確完成這個動作。

重要的是，神經網絡能夠執行多重任務。因此，一個神經元可以執行多少任務，或神經元可以參與多少神經網絡，並無數量限制。大腦外層的皮質具有獨特的皺褶，向內凹陷的皺褶稱為「腦溝」（sulci），向外凸出的皺褶則名為「腦迴」（gyri）。這些皺褶為皮質帶來更大的面積，也就是說，透過這種「緊密」摺疊的設計，可以在同樣的空間裡塞進更多大腦組織。正如前述，皮質是最後發育的大腦區域，也是最複雜的大腦部位。我們的高階思考過程都在皮質區進行，例如決策。

皮質是由兩個相同的半球組成，左半球稱為「左腦」，右半球稱為「右腦」。兩個半球左右對稱，由四個腦葉組成：額葉（frontal lobe）、顳葉（temporal lobe）、頂葉（parietal lobe）和枕葉（occipital lobe）。每個腦葉都具有特定的功能，比方說，枕葉的主要功能是處理視覺資訊。每個腦葉也都可以充當神經網絡，不過，許多神經網絡往往橫跨多個腦葉，涵蓋左右腦。這或許是大腦最令人驚奇的地方——神經細胞可以聚集起來，執行不同的任務，也可以視任務而定輪班工作。此外，神經細胞可以加入不同的網絡，執行功能——就像你可以同時參與父母的網絡、職場的網絡、公民權利的網絡、校友的網絡與同好者的網絡，在每個網絡發揮不同的功用。

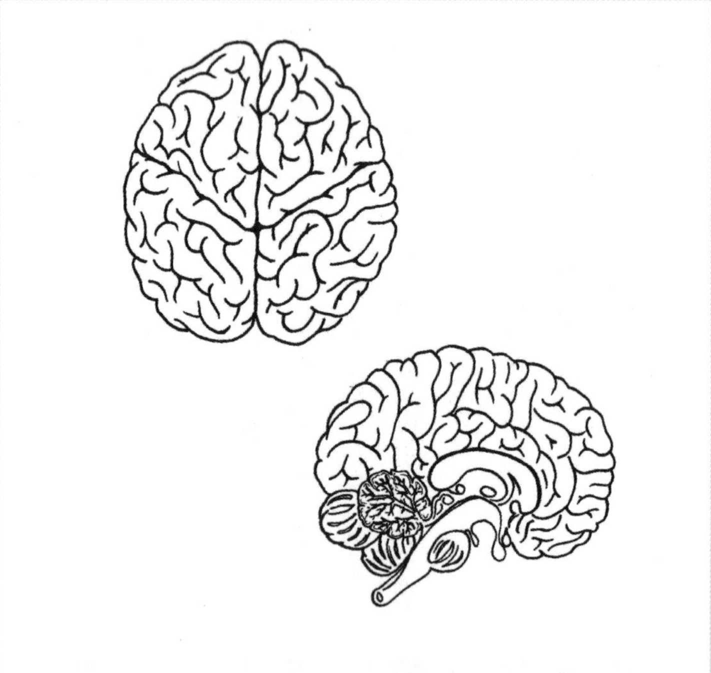

圖 4：上圖描繪的是大腦的兩個半球，這是俯視圖，可以看到大腦的左半球與右半球，以大腦縱裂（longitudinal fissure）分隔開來。左邊與右邊的額葉都在最上方。下圖呈現的是左腦的內側面（中間）。

作為資訊處理系統的皮質

最複雜的大腦任務是在皮質完成的。神經元產生的電子訊號與穿越突觸的互動，是大腦處理資訊的能力基礎。比方說，運用這項大腦能力來閱讀這一頁。書頁上的文字代表的資訊透過眼睛進入你的大腦，在你的大腦枕葉進行解譯。大腦記得每個字都有一個意義，或許這些記憶儲存在顳葉。大腦也可以取得這些對意義的記憶，然後創造一連串有意義的文字，這些可以被理解的文字稱為「句子」。這一切進行的同時，你可以想起之前的句子、段落與章節說了什麼。這個過程讓你把所有資訊理出脈絡來，於是故事得以展開，文字也有了意義。你也可以從這些文字聯想到你過去的經驗，藉此決定這個訊息對你的生活多重要。同時，這是人類皮質的縮小圖，讓你瞭解皮質可以完成複雜的任務，以及皮質在處理資訊的過程中扮演的重要角色。

皮質一直吸收新資訊，取得記憶中的資訊，通常會創造新的意義與知識，讓我們在生活的過程中得以協商。一般認為，這項任務是由我們大腦產生的電子與化學訊號完成。一旦少了吸收資訊、記住資訊、取得資訊與創造新知識的能力，我們就很難完成目標導向的任務。

想像大腦以某種方式像電腦一樣處理資訊，實在很有趣。從許多方面來看，這個比喻都很適切，但還是有問題。所有電腦都是由人設定程式，才具有各自的功能，這一點導致電腦能夠完成的任務有限。程式設計師在設定電腦程式時，心中思考特定任務，例如執行計算功能或解譯與處理大量的數據。相反地，人類的皮質能夠在進行任務的過程中創造新程式。這項能力與行動本身取決於皮質遇到的外在環境刺激。因此，皮質具有創造力，而這一點是電腦欠缺的功能。

電腦一旦故障，你就卡住了——電腦不會自行修復。這是電腦與皮質另一項精彩的差異：皮質能夠改變與改善自己，在某種意義上，還可以療癒自己。我們假設，為了做到這一點，皮質必須有能力自動調整（或改寫）自己的程式。大腦可以重新設定自己的程式，這項驚人的能力特別重要，因為這項能力即將幫助你克服慢性疼痛。

疼痛中的大腦皮質

在前幾章，我們提到當人們感到慢性疼痛時，有些行為與認知會改變。近二十年來，我們愈來愈清楚，當疼痛演變成慢性，神經元與神經網絡就會改變。我們假設，當神經元與神經網絡的結構與功能改變，個人的知覺、思考、注意力與行為也會改變。在慢性疼痛的例子裡，受到影響的大腦區域是額葉、顳葉與頂葉。

慢性疼痛似乎會透過神經元的溝通影響神經元與突觸。掌管注意力與負責執行目標導向行為的大腦區域會受到影響，而負責這些過程的神經元會變得無法好好發揮功用。負責抑制負面情緒的大腦區域也會受到影響。隨著慢性疼痛的病情發展，其他大腦區域會變得更活躍，這些大腦區域會讓我們把注意力放在疼痛上，產生負面情緒，導致我們陷入負面思考中，讓我們一直感到焦慮，睡眠受到擾亂。關於這些改變，好消息是這些改變是環境刺激的結果，正如我們即將在下一章看到的內容，我們可以改變那些刺激，這樣一來，這些大腦區域就可以恢復正常，再度回到先前的形式與功能。

額葉是另一個非常複雜的大腦區域。等來自其他大腦區域的所有資訊都經過處理與思考之後，在這個區域做出最終決策。如果以船來比喻，大腦額葉就像船長坐鎮的地方，指引駕駛員航行的方向。大腦額葉能夠把注意力放在內在與外在環境上，讓人們完成目標導向的任務。正如我們已經瞭解的，隨著慢性疼痛進展，這項能力會大幅減損，我們的注意力會從目標導向的行為轉移開來，投注在疼痛的感覺上。之所以會發生這種情況，是因為額葉出現結構上與功能上的轉變。

額葉有個重要的部位，名為「眼眶額葉皮質」（orbital frontal cortex）。這個大腦區域肩負兩項重要的任務。第一項任務是，提供船長最重要（優先）的選項，以便完成個人想要達成的任務。另一項重要的任務是阻擋所有負面的情緒。但是，慢性疼痛會減損完成這項任務的能力。慢性疼痛也會引來戲劇性的負面情緒洪水，一面倒地淹沒整個人。這種現象就好像船長因為縈繞腦海中的痛苦回憶而分心，無法專注投入重要的活動，比如避開另一艘船。

還有一個皮質區對慢性疼痛很重要，名為「島葉皮質」（insular cortex），位於額葉與顳葉之間，這個皮質區基本上描繪出體內的環境地圖。透過島葉皮質的運作，我們獲得身體部位的資訊，得知身體部位有什麼感覺，還有最重要的是，瞭解與那個身體部位有關的情緒。在慢性疼痛患者身上，這個大腦區域過度活躍，而且非常激烈。

這些病患體內的島葉皮質，更專注於身體某些部位的不適感與相關的負面情緒。結果，導致慢性疼痛患者一直把注意力放在發生的負面情緒上。

在慢性疼痛患者身上，這些負責調節慢性壓力、恐懼與焦慮的皮質區，也失去應有的功能。於是，這種壓力的反應就變成慢性的，而且一直持續下去。病人對預料中的疼痛不斷感到恐懼，而且滿腦子不停地想著疼痛。

結論

人類研究大腦已經有很長的歷史了，過程也很艱困。即使是「大腦與意識有關」這種如今看來顯而易見的認知，都是經歷很長時間才獲得的。哲學家與科學家努力發想並驗證各種想法，漸漸明白大腦的一些功能與運作過程。

如今，我們都知道神經元是大腦的基本構造。神經元透過穿越突觸的電子訊號溝通，使用名為「神經傳導物質」的化學物質，由一種名為「膠質細胞」的細胞支持神經元運作。神經細胞聚集在一起，形成神經網絡，透過神經網絡的處理過程，我們得以完成任務。同樣的神經元可以加入各種不同的網絡。這些網絡裝配在大腦各個部位，包括左腦和右腦，而每個腦半球都有四個腦葉：額葉、顳葉、枕葉和頂葉。

人類大腦最複雜的部位是皮質——位於大腦的外層，由凹陷與凸出的皺褶組成。我們在這個大腦部位進行大部分的思考、情緒處理等精神生活、反思與自我調節的重要任務。當我們經歷慢性疼痛，特定的皮質區就會改變，導致我們轉移注意力，把焦點從目標與任務轉向與疼痛有關的負面情緒、恐懼與焦慮。幸運的是，大腦可以改寫受到慢性疼痛影響的「程式」。在下一章，我將詳細說明神經網絡的神經細胞會發生什麼改變。

第 6 章

神經可塑性

小時候，我就決定要受訓成為運動員。為了努力達成目標，我打算每天都花時間在這上面。一個週六早上，我去參加運動營，有位大學足球教練在那裡談為了提升運動表現，如何展開每天例行的訓練。我很快就明白這種例行訓練可以幫助我培養耐力與力量，我的心血管系統、肺功能和速度都會獲得改善。我知道透過練習與實踐特定的技巧，可以鍛鍊肌肉，改善注意力，增加知識，更瞭解我所選擇的運動。然後，透過適當的練習，我基本上就可以明白自己有多大的潛能。

雖然明白我可以運用身體做到，但同時，我完全不知道如何運用我的大腦進行同樣的過程。如今，我知道透過技巧與例行的練習，也可以改善我的大腦功能。而且，改善我的大腦很可能是那些例行練習最重要的部分。當時年幼的我，還不瞭解如今我們稱為「神經可塑性」的過程，我也不知道，在某種意義上，我們也可以鍛鍊「大腦肌肉」（神經元結構與處理能力），就像我們鍛鍊身體肌肉一樣。我依然很驚奇，沒想到年少時對運動力量與技巧訓練的興趣，有一天會變成我一生的工作，基於神經可塑性的理論，為慢性疼痛與上癮的患者設計並管理一套方案。

神經可塑性指的是大腦有能力改變自己，如今已是熱門的顯學。在網路上搜尋，就會出現許多網頁，提供各種方法，教我們如何透過神經可塑性改善大腦功能。所有方法都主張，只要能夠增加更多大腦「肌肉」（或之類的東西），就可以促進大腦健康。從運動、拼圖和遊戲、每日攝取胺基酸到「運用神經可塑性的九大簡單步驟」，這些廣告方法形形色色。我甚至逛到一個網站，上面針對幼兒提供神經可塑性的方法。我發現這個網站特別有趣，因為孩子的大腦已經不斷隨著神經可塑性而改變，畢竟這就是發育的過程。我猜想這個網站幕後的工作人員以為可以加速或改善這個發育過程。

你對這些網站提供的資訊抱持懷疑態度是正確之舉。然而，神經可塑性是嚴肅的議題，過去十年來，對於瞭解大腦接受刺激時如何不斷改變，我們的研究已經有了巨大的進展。神經可塑性的研究依然處於起步階段，這是我們要對網路資訊抱持懷疑態度的理由之一。雖然我們已經獲得許多知識，但仍有更多尚待發掘。在這一章，你將得知神經可塑性的基本原則，以及它對慢性疼痛治療的重要性。

我們不斷改變的大腦

我想先回顧上一章的一些資訊，因為這些都是複雜的概念，只閱讀一次，不太容易吸收。我們發現資訊的方法好極了，我也會在這一章說些那方面的故事，不過，讓我們先從基礎開始。切記，你不必背誦這裡提到的全部專有名詞；重要的是瞭解大腦如何發揮功能，包括大腦的改變能力，然後把這份理解連結到你對慢性疼痛的經驗與治療上。

以下有五個關於大腦的重點，請記下來，這些重點將為我們探討神經可塑性奠定基礎：

1.人類的大腦由大約一千億個神經元組成。正如前面章節探討的內容，神經元是神經細胞，也是大腦的基本構造。神經元有長長的（從細胞的觀點來看）分支，稱為「軸突」與「樹突」；神經元透過名為「神經傳導物質」的化學物質溝通，神經傳導物質穿越「突觸」，亦即神經元之間的間隙，替神經元傳遞訊息。基本上，神經元將電子訊號傳遍大腦與身體。令人驚奇的是，神經元可以組成神經網絡，進而處理資訊，而且神經元可以加入不只一個神經網絡。在某種意義上，我們的大腦功能就像非常複雜的電腦，差別只在於大腦具備前所未聞的處理能力。

2.你或許還記得第一章的內容，雖然我們的大腦是資訊「處理單位」，但我們還有另一個奇觀：我們呼喚我們的心智，賦予我們意識。心智似乎與大腦有關，它就像一部電影，描述我們的人生故事。心智也會不停地解讀大腦蒐集的資訊。一般認為，心智與意識的能力來自一千億個神經元運作與互動的結果，但關於這一點，我們還有很多需要學習的地方。我們確實知道，那些神經元有效處理資訊的能力，源自更有用且適應良好的心理狀態。

3.每個神經元都能夠變大或縮小，視它接觸的環境刺激而定。如果大腦的特定區域受到刺激，需要加強處理資訊的能力，神經元就會變大。透過刺激，神經元可以改變自己的結構，藉此加強或降低功能。比方說，受到刺激時，神經元可以增加更多樹突。這些樹突可以加強神經元的處理能力，增加與其他神經元的溝通量。

4.變大意味著增加更多處理單位，不是增加樹突，就是增加突觸，或是改變突觸的功能。

5.當我用「環境」這個詞的時候，我指的若非我們的外在環境（我們從外在世界感知到的一切），就是我們的內在環境（我們從內心感知到的一切）。瞭解其中的區別非常重要，因為當我們提到壓力，大部分負面壓力都是來自我們內在的痛苦，尤其是思緒造成的痛苦。

從這五點應該就可以明白我們的大腦處於不斷改變的狀態（就此而言，代表我們大腦中的每個神經細胞也一直在改變）。當大腦回應內在與外在環境的刺激時，大腦的結構（物理性質）與大腦的功能（大腦能做的事）就會發生這種改變。大腦的結構與功能對我們造成直接的影響，包括心智、心理狀態與意識——亦即我們個人的「自我描述」。

如果你瞭解這一點，便是時候邁入下一階段了，接下來我們要來定義神經可塑性。如果你還有任何不清楚的地方，盡量給自己時間好好吸收這些資訊：

神經可塑性是大腦改變結構與功能的能力，大腦藉此適應不斷改變的內在與外在環境。

神經可塑性的用處很大，因為它讓我們適應新挑戰。比方說，想一想，光是在成人世界打滾，你必須培養哪些能力？你或許必須知道如何看懂巴士時刻表，或在開車時決定哪條路是通往目的地的最佳路徑。如今這些任務都變成自動自發的行為，因為你的大腦已經熟練這些技能，直到成為例行公事為止。

另一方面，如果發生改變的大腦區域會讓你更焦慮，或無法關閉壓力反應，就像焦慮症可能發生的症狀，此時神經可塑性也會幫倒忙。

因此，重要的是，你必須瞭解，關鍵問題在於神經可塑性發生的位置與方式。一旦有人罹患慢性疼痛，重要的大腦區域就會發生改變，而這些改變讓病人把注意力從日常生活轉移開來，投注在疼痛與疼痛造成的影響上，包括對於痛覺的恐懼。

神經可塑性的發現與瞭解

你肯定聽過這句俗話：「你無法教老狗新把戲。」科學家有種習慣，喜歡針對這種長久以來的信念提出疑問。如今，我們已經證實，這個年代久遠的「智慧」應該隨著「地球是平的」概念一起打包扔掉（我的意思不是指學習新把戲的容易程度不會受到時間影響，年輕時確實比較容易學會）。

一九六〇年代晚期與一九七〇年代，諾貝爾得主大衛・休伯爾（David Hubel）

與托斯坦・威瑟爾（Torsten Wiesel）開始研究視覺系統。他們的研究大大說明了視覺系統如何感知到來自環境的光線，以及如何透過與視覺環境的互動發展，促進系統的發育。或許他們最重要的發現是，在我們的發育過程中，有一段時期，視覺系統發展出感知深度的能力。如果在我們早期發育的過程中，來自環境的資訊並未在特定的時間點之前傳遞到視覺系統，視覺系統就不會正常發育。這個早期發育的時期稱為「關鍵期」，在這段時間，視覺系統特別容易受到「環境剝奪」（environmental deprivation）的影響。休伯爾與威瑟爾的研究非常重要，因為他們證實了大腦會在特定的時間內發生神經可塑性的改變。過了這個時期，大腦似乎就定型了，無法繼續改變——至少就視覺系統而言，確實如此。

「體感覺系統」（somatosensory system）與「嗅覺系統」（olfactory system）也有類似的關鍵期。當我還是維吉尼亞大學（University of Virginia）的博士候選人時，我很幸運可以加入團隊，和戴夫・希爾（Dave Hill）一起合作，發現味覺也有類似的關鍵期。我們證實味覺系統在胎兒發育早期就會受到影響。我們把這個時期稱為「敏感期」，然後和同事道格・穆克（Doug Mook）繼續描述，當環境從改變的狀態恢復正常，味覺系統如何快速恢復正常。

當時，我還不明白這就是神經可塑性——亦即大腦的味覺會受到影響，然後環境改變之後，就會再度恢復正常。當我思考必須如何改變環境，才能加強大腦功能並幫助慢性疼痛患者時，我常常回顧這段研究經歷。

因此，早期的研究似乎顯示大腦已經在某個時期定型或設定好特定的能力——這在某種意義上支持「你無法教老狗新把戲」的說法。不過，我有幸參與的研究顯示，至少有一種能力（味覺）能夠改變。其他研究顯示，當大腦接觸新的經驗時，其他大腦區域也可能會出現大幅改變。

針對倫敦計程車司機進行的研究，是至今最有名的神經可塑性例子，顯示大腦會因經歷而改變。倫敦計程車司機經過昂貴的職前培訓，通曉倫敦街道與捷徑。研究學者發現，當計程車司機完成這項訓練，他們的大腦實際上會變得比以前大。確實，在計程車司機的大腦裡，掌管空間記憶的區域體積變大許多。也就是說，這些計程車司機接受路徑的訓練之後，在掌管空間記憶的大腦區域裡，皮層灰質增加了。當然，這言下之意即訓練導致灰質增加，而灰質增加意味著司機對於倫敦的駕駛路徑有更好的記性與處理能力。沒有其他合理的解釋了：掌管空間記憶的大腦區域發生改變，而大腦變大與職前培訓有關。這是令人興奮的發現，因為這揭露了即使是成年人的大腦，環境的經驗還是會大幅影響大腦，提升大腦功能。換句話說，老狗確實學得會新把戲。

從倫敦計程車司機的研究之後，還有許多研究顯示，大腦的神經可塑性改變有利有弊。許多研究調查了伴隨常見疾病發生的神經可塑性改變，例如憂鬱症、焦慮症、精神分裂症與慢性疼痛。這些研究發現，與正常大腦相較之下，這些疾病的患者大腦結構與功能都發生改變。以慢性疼痛來說，重要的大腦區域出現重大的神經可塑性改變，這些大腦區域負責調節的功能有壓力反應、注意力、決策能力、情緒與關注內在狀態的能力。最重要的是，有項研究顯示，一旦慢性疼痛獲得適當的治療，伴隨慢性疼痛出現的神經可塑性改變就可以逆轉。這項發現令人興奮，因為這證實了只要有適當的治療，就可以影響這些改變。

神經可塑性與慢性疼痛

想要瞭解神經可塑性，最容易的方式或許是想一想電腦。你有一台電腦，可以執行許多任務，但有些你希望電腦執行的任務，電腦卻無能為力。此時，你有許多選項，其中一項是提升電腦的處理能力，這樣一來，電腦就可以輕而易舉地完成你的期望。這牽涉到以微晶片的形式替你的電腦增加新的電路。做好這件事之後（而且如果正確完成的話），電腦就可以執行你想要的任務了。大腦的狀況也類似這樣，如果發生適當的神經可塑性改變，你就可以提升大腦功能，搞定之前沒有能力處理的資訊。

以電腦來說，我們藉由增加電路或改寫程式來改變處理能力。至於大腦，我們則透過環境刺激來改變處理能力。這或許包括練習新路徑（想想倫敦計程車司機的例子）、學習讓心情平靜下來、找到方法控制壓力反應和練習掌控你的注意力。這些練習可能會導致掌管這些能力的大腦區域重新設定連線，進而表現得更好。讓我們來探索這一點如何應用在慢性疼痛患者的大腦上。

如果你罹患慢性疼痛，不難理解你腦子裡會塞滿許多負面思緒，而那些思緒會帶來恐懼與焦慮。一切似乎都籠罩在長期不適的陰影下。這讓生活過起來很艱難，以大腦發育的術語來說，這種反應叫「適應不良」（maladaptive）。也就是說，你的大腦並非幫助你活出有建設性的美好生活，大腦的反應是影響你的能力，讓你自己去實現那樣的生活。對於這種現象，有個解釋：大腦區域應該控制這些疼痛造成的適應不良反應。讓我們來檢視大腦如何那樣運作。

我之前已經說明過，痛苦的記憶（或過去的痛苦經驗）如何導致未來身體出現慢性疼痛。部分問題就在於，掌控壓力反應的大腦區域受到明顯影響。過去的不幸事件（或長時間累積下來的不幸事件）引發了壓力反應，一般稱為「對抗或逃跑反應」（fight-or-flight response）。這種反應啟動了身體許多化學反應，讓我們進入高度警戒的緊張狀態。這種狀態在短時間內很有幫助，比如當我們必須對抗或避開威脅我們的人，或當我們必須應付另一項立即的真實危機時。但是，一旦長期保持這種狀態，就會對身體造成損害。有鑑於此，一旦開啟壓力反應，為了保護身體，就會同步啟動另一個機制，迅速關掉壓力反應。

當人們一再遭遇不幸，尤其是在幼年時期，壓力反應就會變得比較活躍。遲早有一天，壓力反應就會變得很容易啟動，但愈來愈難關閉。在一些病例中，壓力反應根本完全關不掉。這意味著一旦有人罹患慢性疼痛，就會持續處於壓力下。因此，如果你的人生遭遇許多不幸，或你已經處於巨大的壓力下，那麼你已經為慢性疼痛奠定基礎了。然後，一旦你出現慢性疼痛症狀，你的壓力就會加強。

之所以會發生這種狀態，是因為掌管壓力反應的大腦區域出現神經可塑性改變，亦即前額葉皮質（prefrontal cortex）與海馬迴（hippocampus），這種改變減損了這些大腦區域實際控制壓力反應的能力，而啟動壓力反應的大腦區域開始主導一切，例如杏仁核。結果，前額葉皮質的重要區域受到影響。為了瞭解這些影響，我們必須回頭談到更多大腦解剖結構。

如果你們之中有任何人不喜歡科學，我在此致歉。然而，我談到這些細節，並不單單只是因為我覺得科學很迷人。我從我的病人身上學到，一旦他們開始瞭解大腦如何運作，他們就展開了療癒的過程。正如你即將在本書一再看到的內容，若想要從慢性疼痛恢復健康，就得重新訓練大腦，而你需要對大腦的運作方式有點概念，才能做到。

回到前一章最後，我們提到島葉皮質。為了扼要回溯重點，這個大腦區域負責調查身體的內在感受。島葉皮質為你描繪出地圖，讓你對身體的內在狀態一覽無遺，不只是身體的感覺與其發生的位置，還包括基於你目前對自己的描述（你個人的人生「電影」）如何詮釋那些感覺。舉例來說，島葉皮質協助你整理身體的感覺，並回答問題：我是否有一種感覺與疼痛有關，這種感覺如何影響我，讓我偏向負面思考、高度警覺或一再反覆思考？在慢性疼痛患者身上，這種島葉皮質往往變得過度活躍。他們的島葉皮質經歷了神經可塑性改變，導致島葉皮質處理太多與負面情緒有關的內在感覺。大腦把太多注意力都放在可能發生的痛苦感覺，因此奪走了大腦對其他重要生活面向的關注力。大腦所有的注意力都放在身體如何不舒服，以及心智對於身體不適的解讀上（亦即「我的身體不舒服」這個訊息如何符合你的自我描述）。大腦對於任何內在的感覺也變得高度警覺，開始把這些感覺全都標示為負面與痛苦的感覺。以前可能只是覺得疲倦或肌肉有點拉到，現在卻感覺非常疼痛。過去原本只是覺得胃有點不舒服，現在卻會被解讀為疼痛。當島葉皮質與心智對訊息的解讀陷入固定的模式，只會透過疼痛路徑傳遞每個訊號，就會發生這樣的改變。因此，任何慢性疼痛的治療方案都必須提出這些神經可塑性改變，而且這些療法必須包含幫助大腦恢復正常，重拾適應力良好的功能。

另一個大腦區域稱為「背外側前額葉皮質」（dorsolateral prefrontal cortex）。在前一章，我們將大腦比喻為一艘需要船長的船；背外側前額葉皮質就是船長與駕駛員工作的地方。當大腦蒐集所有可得的資訊，加以分析之後，就會在這個大腦區域做出最終決定。背外側前額葉皮質的重要任務之一，就是關閉疼痛反應。在正常的大腦裡，只需要花一點時間，透過有能力影響並關閉疼痛反應的神經元網絡，就可以完成這個任務。研究顯示，疼痛會同時影響背外側前額葉皮質的結構與功能。隨著慢性疼痛的病情進展，這個大腦區域經歷神經可塑性改變，再也無法保持專注，把焦點放在內在與外在環境的重要事情上——唯有具備這種專注力，才能完成目標導向的任務。相反地，疼痛占據了所有注意力，而持續的疼痛經驗形成一種有色眼鏡，病人做的決定都會受到這種有色眼鏡左右。「疼痛災難化」（pain catastrophizing，指的是病人往往對所有事情做最糟的假設，預期即將得到最差的結果）、把注意力放在疼痛上、認為自己無法達到目標，都出現誇大的情形，同時波及關閉疼痛訊號的能力。

有趣的是，背外側前額葉皮質這種「控制疼痛反應」的能力，不僅受到慢性疼痛影響，也會受到長期使用鴉片類藥物影響。為了適當治療慢性疼痛，這個大腦區域必須經歷正面的神經可塑性改變，這樣一來，大腦才能重拾掌控權。

※神經可塑性與鴉片類藥物※

在第三章，我們討論過當病人長期使用鴉片類藥物，就會產生適應不良的改變。你或許還記得，為了減輕疼痛，鴉片類藥物會與大腦裡的特定受體相互作用。在鴉片類藥物與這些受體相互作用之後，大腦細胞內就會發生許多改變，幫忙把疼痛訊號關小一點。一旦長期使用鴉片類藥物，就會導致鴉片類受體（例如 mu 受體）經歷許多神經可塑性改變。舉例來說，我們先前提到，長期使用鴉片類藥物導致鴉片類受體的數量減少（這個過程被稱為「向下調節」）。顧名思義，細胞膜內的鴉片類受體數量變少了。這種數量減少的情形，反過來損害了細胞回應鴉片類藥物的能力。一旦發生這種事，病人很可能會覺得先前的藥效降低了（耐藥性），或疼痛增加了（痛覺過敏）。

長期使用鴉片類藥物，會造成另一項神經可塑性改變：降低敏感度。當鴉片類受體變得比較不容易讓第二信使活躍起來（第二信使是一種分子，可以從細胞表面的受體傳遞訊號到細胞內的標的分子），就會發生這種神經可塑性改變。再一次，結果是鴉片類藥物的藥效大幅降低。

另一種神經可塑性改變是「逆向適應」（counteradaptation）。透過長期使用鴉片類藥物，大腦感知到的疼痛量增加了。有些大腦區域負責產生疼痛的感覺與所有相關的不幸感，而這些大腦區域接受的刺激增加了，於是導致這種改變發生。

從這些例子中看得出來，長期使用鴉片類藥物會導致大腦發生明顯的改變。其中連一個正面的改變都沒有，而且全都導致重要的大腦區域在處理鴉片類藥物的過程中，結構與功能受到影響。我不認為鴉片類藥物是治療慢性疼痛的好選擇，這正是眾多原因之一。

「內側前額葉皮質」（medial prefrontal cortex）負責處理壓力與恐懼，這是另一個受到慢性疼痛影響的重要大腦區域，同樣會產生結構與功能上的改變。這些轉變會導致慢性疼痛患者一直把注意力放在疼痛與所有相關的負面情緒上。在正常的大腦中，內側前額葉皮質會控制這些負面情緒，好讓背外側前額葉皮質做出最好的決策。但是，慢性疼痛的病情會損害這項能力，讓負面情緒占上風。

此外，內側前額葉皮質還扮演一個重要角色：為了完成目標導向的任務，提供許多選項給背外側前額葉皮質。在慢性疼痛患者身上，這項能力也會受到神經可塑性影響，因此往往做出較差的選擇，比如選擇不要運動，卻不願意選擇健康的生活方式。因此，不只是大腦的船長（背外側前額葉皮質）妥協放棄，首席策略官也是如此。船長因為疼痛而分心，無法做決策，同時，首席策略官也想不出像樣的選項，無法帶領船回到正確的航道上。

這些是一些例子，顯示大腦結構與功能發生的神經可塑性改變，如何在慢性疼痛患者身上造成混亂。在本書第二部，你將學到一些練習，有助於克服這些適應不良的神經可塑性改變，並再度扭轉回來。

結論

我希望這番討論能幫助你確實瞭解「神經可塑性」這種基本的概念：大腦會因為環境刺激而改變。慢性疼痛患者的大腦，或許早就經歷了重大的神經可塑性改變，最終才帶給他們慢性疼痛與所有相關的不幸。好消息是透過適當的治療與刺激，這種情況也會改變。

在本章中，有些資訊顯然偏向理論——也就是說，我們有強烈的證據顯示事實如此，但還沒到證據確鑿的地步。之所以還沒辦法確定，是因為我們目前沒有能力描繪出大腦神經元的功能如何演變成意識的狀態。換句話說，我們仍然不瞭解那些事如何在大腦中進行，最後匯聚成我們稱為「心智」的東西。我們擅自假設心智狀態跟大腦結構與功能的改變息息相關，所以，身體組織的改變與概念上的心理狀態，也會在某種程度上互相影響。這是誠實的分析，我們只是還不知道完整的答案是什麼。不過，那不表示我們不能運用目前已知的資訊，既然我們得知大腦具有改變自己的驚人能力（不論結果是好是壞），我們就可以利用這一點來幫助自己緩解慢性疼痛。你接下來即將學到的方法，並不會證明我是「對的」。但是，這些方法確實管用，而且開始有研究支持背後的理論，這一點相當鼓舞人心。

下一章將探討「心智」。我已經慢慢介紹這個概念，指出心智在慢性疼痛的經驗中扮演關鍵的角色。我研究心智好多年了，而且我將會闡述一些重點，說明心智與慢性疼痛治療息息相關。確實，試圖把心智與意識當成獨立的個體來描述是項挑戰，因為坦白說，心智與意識並沒有延伸到物質實體。也就是說，我無法指著特定的身體部位，說：「我的心智存在於這裡。」我對此毫無信心。但是，對我來說，正是這個原因，才讓我對研究這件事十分興奮，認為值得深究。

第7章

心智

數千年來，哲學家、神學家與科學家一直在研究心智，這方面的書籍汗牛充棟。只要想到心智是你可以意識到的工具，這種現象就不讓人意外了。舉例來說，當你閱讀與理解本書中的文字，回想這些文字代表什麼意義，然後思考這些意義如何運用到你的生活中，這一切之所以會發生，就是因為你擁有心智。確實，心智讓我們可以對這個世界、自己、過去與未來的經驗有所覺知。心智建構了我們存在的本質。

大部分針對心智的研究，都把目標放在說明心智是什麼。大家通常研究的是心智的特定面向，例如意識、感知、判斷、推理、注意力與記憶。綜觀整個心智哲學史，有許多謎團引發眾多推測與爭議，至今依然如此。舉例來說，哲學家繼續探究外在世界（我們對於存在於身體外的世界的感知）與我們在腦海中描繪那個世界的能力之間有什麼關聯。許多人很好奇，我們的感知與我們的心智如何解讀這份感知，兩者之間有什麼關係。有些人主張，實際存在於外在世界的一切，與我們心智能夠描繪的世界，兩者直接相關。其他人依然主張，這兩者只有間接的關係。也就是說，實際存在於物質世界的一切，和經過處理之後進入我們心智的資訊，兩者還是有一點關係。

另一項共同的爭議是心智與身體之間的關係。一元論者主張心智與身體是同一回事，兩者都是由同樣的元素與原子組成，就像世上所有的東西一樣。二元論者認為，心智與身體是個別的實體，而且心智有個特別之處，控制元素與原子的定律無法掌控這個特點。

為了達成本書與這一章的目的，我會假設世上存在的萬物與我們在腦海中描繪的世界之間有所關聯，這個概念一般稱為「符應論」（correspondence theory）。根據符應論的主張，我們有能力在腦海中描繪真實存在於世上的一切，儘管不是永遠如此。我也會假設，我們在腦海中描繪的事物，與我們賦予這些事物的意義，兩者之間有直接的關係。這意味著，我們在腦海中描繪的事物，與世上的事物直接相關，兩者息息相關的程度，已經到了這種關係就相當於現實，這是真實的。

首先，在一本主題為慢性疼痛的書中，我卻用一章的篇幅來探討數千年來歷史上對於心智的主張，或許乍看有點怪。當一個人想要的是治療慢性疼痛的實際解答，你或許會納悶這種爭議是否真的重要。但這確實很重要，因為我們往往將這些主張視為理所當然，甚至沒有好好花時間針對我們自己的生命提出這類問題。我發現，如果我們想要瞭解如何踏上克服慢性疼痛的路，那麼，思考「我們如何以存在於世上的方式來體驗疼痛」是非常重要的。

想一想感知的本質，還有疼痛如何改變你對世界與對自己的感知。比方說，你感知到什麼？你如何處理你的感知？任何種類的疼痛如何改變你腦海中的現實，讓你產生偏見？開始思考這些事對你很重要。同樣地，當你開始進行第二部的練習，你必須有能力好好分析自己的感知與心智，這一點非常重要。你必須有意願也有能力踏上自我探索的旅程，而那包括思考心智與意識的本質。這正是本章對你很重要的原因！

在這一章，我將強調大量關於心智的重要研究，並涉及一些心智哲學的重要概念。我也會提到我們對於心智的運作方式有哪方面的瞭解，這樣一來，在後續的章節中，你就可以明白你的心智如何受到疼痛影響。當你繼續往下讀的時候，這些資訊將有助於你瞭解，這些心智哲學的概念如何讓你克服疼痛。首先，心智很重要，因為我們透過心智體驗周遭的世界與內在的世界。心智也讓我們體驗到疼痛，剛開始只是一種感覺，然後變成一種詮釋，而這些經過解讀的意義會對我們的人生造成重大影響。如果你罹患慢性疼痛，你或許會把那種感覺解讀為你有麻煩了，這種詮釋通常相當負面，而且表達出痛苦與恐懼。

心智是什麼？

看過心智的歷史之後，從結論來看，我認為我們可以同意，是心智賦予我們描繪世界的能力，不只是時時刻刻，還可以維持很長的時間，甚至許多年。部分原因是我們能夠回想保存在記憶中的過去經驗，通常伴隨大量細節。除了能夠體驗當下與回憶過去，我們還可以將自己的想像投射到未來，決定我們預期中的未來會有哪些細節，或我們對未來有什麼期待（或不希望未來變成怎樣）。我們的心智有能力做到這一切。因此，基於那些基本的假設，讓我們為「心智」下一個定義：

心智由一套複雜的能力（功能）構成，讓我們可以感知，也讓我們有能力創造觀念（或產生念頭）。

換句話說，我們的心智讓我們有所意識，覺察到外在與內在的環境。心智的任務是解釋這個世界，整理成可以理解的順序。為了完成這項任務，我們的心智必須有能力創造出統一的意識流，亦即匯集我們每一片刻的思緒，化為可以理解的敘述（一個持續進行的故事），解釋這個世界。這種敘述的能力或「對世界的解釋」是心智的主要能力之一。這種一致性幫助我們解讀在世上看到的事物與我們思考的事情，不論這些事是出於我們的想像，還是真實存在。換句話說，心智讓我們能夠將思緒整理出順序來，並把我們感知到的一切與腦中所想的念頭化為故事（敘述）。

為了精確地敘述，世上存在的事物勢必與我們感知到的事物有某種關聯。當我們創造自己的敘述，我們就會對這種關聯賦予意義。舉例來說，如果我們在院子遇到一棵樹，我們會感知到一個實體的對象，而且我們都同意，「樹」這個字符合我們所指的實體對象。在我們感知的對象與我們賦予的意義之間產生一致性，這就是所謂的「語意」（含意）。我們指派給事物的意義必須以某種方式符合事實，不論是此刻正發生在世上的事實，或是過去發生過的事實。透過其他人證實我們所賦予的意義，我們才得知真相。因此，我們感知到事物，並透過持續進行的敘述理解這些事物；這些敘述包含了我們對文字的詮釋，而且這番詮釋必須是可以理解並與他人分享的。我們明白自己創造的意義與敘述，可以讓我們有效地解讀當下的事件，運用這些解讀來（成功）計畫未來，並準確地回想過去的事件。

我一直使用這個字「意義」，彷彿我們都同意它的「意義」！這是很重要的概念，所以，讓我們多花一點時間來檢視意義吧。

意義

心智能夠對內在與外在經驗賦予意義。意義指的是我們詮釋自己的經驗、認知或想像的方式。舉例來說，你閱讀的每一個字都有其意義，由於風俗習慣（大部分的人用同樣的方式使用那個字），文字的意義相當清楚。這些意義讓我們能夠透過口說、撰寫這些詞彙或手語來互相溝通。我們在語言中通常使用的陳述方式是對或錯，取決於這些詞彙與社會風氣的關係——在我們生活的世界，不論在心理上、歷史上和文化上，我們都與他人有類似的觀點，進而營造出社會風氣。

我們能夠隨時收藏意義，學習新的意義。我們也能夠改變和重新詮釋意義，比方說，我們以前認為正確的想法，很可能有了新的意義或真相。我們也可以學習領會，生活在不同時空與文化下的人，或許會對同樣的經驗、陳述方式，或甚至同樣的詞彙，賦予不同的意義。

我們大多數人都同意，外面有一個實際的世界存在，獨立於我們的感知之外。我們可以透過自己對世界的感知，直接通往這個世界。這些說明或許看起來顯而易見或微不足道，但是，哲學家與心理學家已經爭論了數千年之久。有些哲學家甚至懷疑，是否真的有一個實際的世界存在於我們的感知之外。其他哲學家則質問，我們是否真的有能力按照世界本來存在的模樣來感知這個世界，或者，我們對這個世界的感知只是出於自己的錯覺，因為所有資訊都是透過我們的感官處理，並經由心智詮釋之後，才進入我們的意識中。

這些討論與「感知」的概念息息相關，所謂「感知」，就是我們意識到周遭世界與內在世界的方式。現在讓我們轉入「感知」的問題：感知能力實際上代表什麼意義？

感知

我們鮮少有人會懷疑自己沒有能力透過感官來感知這個世界。我們能夠運用視覺、觸覺、聽覺、味覺與嗅覺和內在感覺來體驗這個世界。我們每次透過感官來體驗這個世界，在我們的心智加以解讀之前，我們就已經先有所感覺了。舉例來說，你正在光線的變化下理解這一頁的文字。在你的心智賦予這些文字意義之前，它們只是一種感覺。如果還有背景音樂，音樂以聲波的形式進入你的心智，轉化成電子訊號，大腦把它視為聲音。在你明白（或解讀）這其實是你最愛的貝多芬交響曲或披頭四歌曲之前，這個聲音就只是一種感覺。如果你的目光從書頁上移開，把注意力轉向牆壁，你就會察覺牆壁的顏色。在你的心智賦予那種顏色意義或解讀之前（比方說「那面牆是橘色的，我最愛的顏色」），那種顏色的感覺就發生了。在此的課題非常重要：感覺出現在解讀之前。感覺進入我們的心智，然後被賦予意義。這些意義匯聚起來，成為我們的描述。

感覺是由「感質」（qualia）組成。一種感覺有好幾種特質，那就是「感質」，人只有親身經歷過才能體會感質。比方說，如果我仰望天空，我眼裡的天空是一種特別的藍色調。那種藍色是天空這個感覺的一種特質，也是我注意到的感質之一。感質是構成感覺的基本單位。我們很少人會花時間注意身邊隨手可得的感質。我們賦予感覺意義或加以詮釋，到頭來我們往往只會關注意義和詮釋。意義或詮釋通常具有一種情緒標籤。尤其是我們稱為「疼痛」的內在感覺，更是如此。舉例來說，你或許正感到疼痛，但你經歷的不只是一種感覺，這一點你將漸漸明白。那是因為感覺本身沒有任何詮釋，我們體會到的感質匯聚而成的產物就是感覺。

當我們繼續往下進行，我將要求你分析你獲得的感質。一旦你開始練習，就會發現，當你把注意力轉向內在當下的狀態時，就會產生最重要的感質。亦即：「我的身體裡面有什麼感覺？那些感覺的感質是什麼？」你得願意練習集中注意力在這些事上，學習放下與那些感覺有關的重擔。

每一種感知都有一種「現象特性」（phenomenal character）。「現象特性」是哲學家使用的專有名詞，用來形容你經歷的事件帶給你個人的感覺。現象特性是特定的感覺匯聚而成的故事。我們賦予感覺意義，然後把它加入我們腦子裡持續敘述的故事中。經過我們個人詮釋的現象特性，大多是我們過去經驗的產物，卻會影響我們處理當下資訊的過程。正如你即將看到的，你個人體會到的疼痛現象特性，會決定疼痛對你的生活造成什麼樣的影響。正是因為如此，好好分析為什麼特定的感覺具有特定的意義，這一點非常重要。

到目前為止，我們已經明白，感覺與意義對我們的敘事非常重要——所謂「敘事」，指的是我們的心智為了理解這個世界而展開的故事。但是，為了理解這些事物的意義，基本上，我們必須擁有記憶。記憶是儲存資訊的能力。讓我們來檢視記憶，以及記憶在我們創造敘事的過程中扮演什麼角色。

記憶

心智能夠記住並儲存資訊。我們仰賴這項與生俱來的能力，為這個世界帶來一致性，並清楚明白一切。記憶讓我們得以學習關於這個世界和我們自己的一切，之後再回想我們所學。有許多方式可以取得記憶，但是，為了本章的目的，我將把記憶分成四種類型：工作記憶、語意記憶（semantic memory）、情節記憶（episodic memory）和自傳式記憶（autobiographical memory）。

「工作記憶」指的是你時時刻刻都在使用的記憶，例如當你閱讀這本書時，就在使用工作記憶。工作記憶讓你能夠記住剛剛發生的事，明白那件事和現在的情況有什麼關係，以及那件事如何進入負責理解的意識流。工作記憶讓你可以儲存與處理資訊，把舊資訊與剛收到的新資訊結合起來。你的心智會把目前收到的資訊片段與過去儲存的資訊片段彙整起來，變成有意識的經驗，而那就是你持續體驗到的世界。

「語意記憶」讓你可以為世上的事物與經驗賦予意義，最終為生活本身賦予意義。舉例來說，如果你坐在椅子上，你知道「椅子」的意義是「某樣可以在我讀書、休息或冥想時支撐著我的東西」。這張椅子或許還有其他功能上的意義，比方說，你可以站在上面換燈泡，或可以用來打破窗戶、幫助你從火災中逃生。語意記憶的特徵在於，這些意義可以幫助我們理解自己的生活，而且我們可以儲存這些意義，等到需要時再回想起來。

「情節記憶」指的是特定人生事件的記憶，例如在某日發生或和某人有關的事件。我們往往對自己的人生事件有鮮明的記憶，包括當時的情緒、溫度、季節、當天的時間，甚至是與那些記憶有關的氣味與味道。比方說，烤餅乾的氣味或許會讓我們想起和父母一起做餅乾的美好回憶。

在我們即將探討的記憶中，「自傳式記憶」或許是最重要的一種。這是一種整體記憶，傳達出你的生命故事。這是你在這世上身為人的記憶，是你記得的故事，是你盡可能可以回溯的過去，這個記憶代表了你是誰。自傳式記憶創造了「自傳敘事」，成為你工作記憶的一部分，在你經歷人生時賦予你「自我」的本質。當你罹患慢性疼痛時，這種自傳敘事往往具有特別的意義，因為其中包含的特定事件造成了疼痛。如果你飽受慢性疼痛之苦，你當下的自傳敘事就會帶有疼痛的「意味」。

注意力

「注意力」是一種心智的能力，可以選擇將內在或外在世界哪些重要的方面視為優先要務。一旦心智決定凸顯某些方面，意味著這些是最好的選項，讓心智有能力完成目標導向的行為。注意力應該在個人的掌控下，這意味著你應該有能力把注意力放在你想關注的任何事物上。這應該是出於本人的選擇或意志。注意力是心智的基本面向，因為它讓你有能力選擇你想要關注的任何感知。舉例來說，有個人在繁忙的火車站，她可能會選擇無視周遭的噪音與來往的人潮，專心閱讀雜誌。她把注意力放在雜誌上。在慢性疼痛患者身上，這種能力已經減損或消失了。幸運的是，透過練習可以重拾這項能力。

意識

除了意義、感知、記憶與注意力之外，構成心智的另一項基本要素就是意識了，我認為意識特別重要，因為若想解開慢性疼痛的束縛，放下慢性疼痛的重擔，關鍵就在於意識。我們典型的看法是，「意識」到某事物代表它吸引了你的注意力。在我們通常意識到的世界裡，我們或許會意識到我們正坐著、看著一隻狗、閱讀、聽音樂等等。但是，為了達到本書的目的，意識有不同的意義。意識是心智獨特的面向，我們在冥想狀態下體驗意識。每當我使用這個詞，我口中的「意識」具有更超然的特性。這是一種純粹的知覺，其中沒有任何外在世界或內在感覺的解讀。你可以把意識想成一種過程，在這個過程中，我們單純觀察心智本身，不帶任何判斷、解讀、情緒反應或其他包袱。

意識是一種技能，每個人都應該培養這種能力。培養意識的能力是本書第二部練習的主要目標。純粹的意識將幫助你「一掃而空」所有害你陷入痛苦的負擔，也就是說，雖然你不會消除記憶或經驗，但你再也不會讓它吸引你的注意力了。

自我指涉意識

自我指涉意識（Self-referential awareness）是意識的特點之一。這個詞指的是我們的心智在感知的同時，清楚知道有一個「自我」（一個人）正在進行感知。我知道這聽起來很複雜，但請忍耐一下，跟我堅持探究下去。多年來，許多心理學家、哲學家與神經學家都探討過自我指涉意識。大家通常將自我指涉意識視為心智的基本能力，包括一個人如何意識到自己，以及這個產生感知的人如何與那個意識建立關聯。自我指涉意識屬於我們心智的基本部分，而瞭解這一點則是自慢性疼痛痊癒的關鍵之一。

我們的心智具備「自我表徵」的能力。我的意思是，我們能夠指向自己，心裡知道我們就是產生感知的人（perceiver），而且對於自己是誰多少有些概念。有個方法可以讓你理解這個概念：在自我指涉的時候，以「我」作為主詞（I）和以「我」作為受詞（me），瞭解兩者各自代表什麼意義。我想到用一些概念來呈現兩種面向的自我，一是當我們說「我」（主詞）的時候所指的意思，此時的我們是以「客觀觀察的自我」身分來體驗當下情境；另一種則是當我們說「我」（受詞）的時候所指的意思（這些概念剛開始可能很難懂，不過只要你繼續讀下去，這些概念會變得愈來愈清楚）。首先，讓我們來理解以「我」作為主詞的觀點。

「我」（主詞）是產生感知的人。這個「我」是同時感知到內在與外在世界的人，能夠在心智中呈現這些感知。然而，處於這種模式中的這個「我」是「客觀自我」，不會解讀感知到的事物，只會意識到經過心智解讀彙整而成的「主觀自我」，亦即以「我」作為受詞的自我。作為主詞的「我」是觀察者：

「我」（主詞）感知到這個世界，同時也感知到屬於世界一分子的「我」（受詞），（我們通常以「自我意識」來體驗這一切），身為一個觀察者，「我」（主詞）對自己的感知不會產生主觀的解讀。這個「我」只會在跟作為受詞的「我」有同感時，才會失去客觀性。一旦發生那種情況，「我」就會消失在主觀自我之中——我們的自傳敘事會導致情緒化的觀點，而主觀自我則基於這種受到局限的觀點解讀所有感知。然而，當「我」（主詞）與「我」（受詞）並未產生同感，反而以立場超然的觀察者角色客觀運作，就會提供一種非常重要的觀點，讓你擺脫慢性疼痛帶來的重擔——亦即你對慢性疼痛相關感覺的主觀解讀。「我」（主詞）身為客觀觀察者的感知能力，是非常重要的心智功能，讓心智能夠不帶判斷地意識到自己。這件事聽起來或許很難達成，不過，只要好好練習，運用紀律，例如本書中的練習，就有可能成功做到。

「我」（主詞）也是行動者（agent）。這個「我」運用大腦皮質的認知能力，對感知到的一切事物產生心理表徵（mental representation），讓自我獲得所需的客觀資訊，以便得知自己打算在世上做哪些事。「我」也會運用這些認知能力，讓自我得以基於這些意圖，執行目標導向的行為，實現這些意圖。當「我」讓自我在世上完成這些帶有意圖的行為，這個人就可以說是擁有「動力」（agency）。動力是「我」擁有的一種意識——「我」覺得自己擁有多少能力完成世上的事務。擁有高度行動意識（sense of agency）的「我」有能力完成世上許多事務。然而，當「我」（主詞）太過認同「我」（受詞）的主觀解讀，「我」對其認知產生正確心理表徵的認知能力就會減損，同時，潛在的動力也會跟著減損。慢性疼痛就是用這樣的方式危及病人的動力，病人必須重拾動力，方能獲得痊癒。

客觀的「我」（主詞）與主觀的「我」（受詞）是心智能夠採用的重要觀點。當我們繼續往下探討，你必須清楚瞭解這些概念的意義，因為這對你發展克服慢性疼痛的能力至關重要。

再談自傳敘事

正如前文所述，所謂「自傳敘事」，指的是一個人自己保留在記憶中的故事。如果你準備坐下，寫出你的人生故事，那就是你的自傳敘事。自傳敘事不只會影響你對自己的認知，也會影響你當下的思考與你處理當下資訊的方式。自傳敘事是心智重要的一部分，因為自傳敘事讓我們意識到自己是誰，也意識到身為個人、身為群體中的一份子或身為某個比自我更大的存在一部分，我們擁有什麼重要性。隨著我們在本書繼續進行下去，我將常常提到這種自傳敘事，因為慢性疼痛患者腦海中的自傳敘事往往隱藏著痛苦。

當你在這世上繼續生活下去，你的自傳敘事就會持續更新。我先前提到的「工作記憶」，讓你能夠處理當下的資訊，整理成有意義的敘述，符合你的自傳敘事。這讓你的生活有種秩序感。

然而，正如電腦遵循程式而運作，你的心智也有一種程式。目前科學家對這種程式的瞭解有限。我們相信，心智的「程式」必定與我們儲存在腦海中的意義（記憶）有關，也與我們在這世上的所見所聞有關，儘管我們不知緣由。我們的程式必定遵循一些規則，就像我們的手寫文字與口說語言有文法和語法的規則，讓我們能夠把語言變成有意義的順序。這個程式引導心智，讓心智有能力處理資訊，感知事物、記憶，並統整當下的資訊與我們記憶中的事件與經驗。於是，心智得以採用當下的資訊與記憶中的資訊，彙整成某種全新的格式，這樣一來，我們就可以計畫未來，發想全新的創意。

心理學家用「基模」（schema）這個字來描述心智為了處理資訊而使用的程式。在某種程度上，基模就像電腦使用的程式。也就是說，當我們處理資訊，彙整成有意義的敘述時，有一些特定的規則。當我們繼續探討下去，你必須明白你的基模已經受到慢性疼痛與過去的事件大幅影響，例如創傷或身體受傷（正如前幾章探討的內容），導致你對於慢性疼痛的病情發展十分敏感。

結論

我知道這一章的內容或許很難跟得上。科學家與哲學家依然在試圖瞭解心智、它的規則與其程式，但是我們確實已知心智運作的方式。一旦你得知這項資訊，就有助於擺脫慢性疼痛。以下是需要謹記在心的重點：

1.「心智」是我們的一部分，結合我們對外在世界與內在身體的感知，把這些感知轉化為一個故事，幫助我們理解活在這世上的自己。

2.「意義」指的是我們對經驗、感知與想像的解讀方式。在我們感知到的事物與世上存在的事物之間，有種一致性。我們能夠感知內在世界（在我們本身）與外在世界的事物。

3.「感知」是接收來自外在或內在刺激的行動，亦稱為「感覺」。感覺包括視覺、聽覺、觸覺、味覺與嗅覺。個人的感覺是由感質所組成——感質就是存在於你身體內的感覺所具備的基本特質。

4. 我們以不同形式的記憶記住過去的一切，而心智有管道可以通往我們記憶中的過去：工作記憶（時時刻刻都在使用中）、語意記憶（對於意義的記憶）、情節記憶（對於特殊事件的記憶）和自傳式記憶（對於我們個人往事的記憶）。

5. 透過「注意力」這種心智能力，我們得以在周遭環境中選擇將某些事物視為優先。心智能夠把注意力放在重點上，從儲存的記憶中回想資訊，然後處理資訊，這樣一來，這個世界便有了意義。

6. 「意識」（在這本書中）指的是，在不帶解讀與批判的情況下，感知內在與外在世界的能力。其中包含「自我指涉意識」，這種非凡的能力讓我們意識到正在感知與行動的自己就是客觀的「我」（主詞），而擁有自我形象、過往經歷和其他特色的自己則是主觀的「我」（受詞）。此外，心智也能夠同時感知到客觀與主觀的「我」所指涉的觀點。

7.最後，心智會用上過去所有的特質來創造「自傳敘事」——當你意識到自己是誰，這種意識就是自傳敘事，亦即你持續進行的人生故事。心智在過去與現在的背景下，創造與儲存持續進行的自傳敘事時，會用到各方面的能力，包括感知能力、統整意義的能力、回憶的能力與覺察的能力。

在這一章，我提到慢性疼痛會改變特定的心智面向，例如你在這世上發揮動力的能力、你對自己是誰的意識與你持續進行的自傳敘事。下一章將會進一步探索這些心智的面向如何受到疼痛影響，以及受到疼痛束縛的不同心智面向應如何透過練習克服，例如本書第二部收錄的練習。正如前述，這些稱為「意識」的心智面向，將是你擺脫慢性疼痛重擔的關鍵。

第8章

心智與慢性疼痛

在上一章，我們探討了心智的概念，而在我們試圖理解的過程中出現的所有複雜因子，我們也都一一檢視了。我們把心智拆成幾個重要的要素，例如感知、意義和記憶等等。你有許多資訊需要吸收，而且對你來說可能大部分都是全新的資訊，所以，如果你無法完全瞭解所有內容，請不要擔心。花點時間思考你讀到的資料，尤其是這些概念如何應用在你的生活中。此時回顧每一章最後的結論可能會有幫助，在你繼續往下閱讀本書其他章節時，每一章的結論可以提供良好的參考點，讓你記住各章的重點與定義。在這一章，我將回顧我們先前探討過的心智要素，並說明疼痛如何改變這些要素，然後探討經我診視與治療過的病例，證明疼痛如何影響一個人的生活。我希望這些病例能幫助你認清疼痛已經改變了你（或你所愛的人）。

我們才剛探索過心智的能力，心智能夠傳達資訊，為我們持續地敘述資訊的意義。若以隱喻來形容，這個過程簡直就像我們的腦海中隨時隨地都有一部電影在放映。心智透過這部電影，把外在世界、你的內在世界與你對世界的看法呈現在你面前。從這個角度來看，應該很容易想像，投射在大銀幕上的畫面，不只與當下的想法有關，也與你過去的經驗有關。

你的電影主題可以回溯到你記憶所及的往事，甚至連你不記得的往事都會造成影響。如果用它來做一個出生至今的時間表，你就可以得到自己的人生故事。為了說明上一章提及的「自傳敘事」概念，這是我想出最好的形容。自傳敘事不僅是你儲存在記憶中的人生故事，也是你當下的經驗。自傳敘事會影響你的看法，包括你認為自己是誰、認為自己可以成為什麼樣的人、你如何談到自己。回顧上一章，我曾說過，「你如何談到自己」指的是主觀「我」（受詞）的自我指涉意識。所以，在我們繼續往下探索之際，別忘了慢性疼痛不僅大大影響了你的自傳敘事，也對主觀的自我描述產生重大的影響。大部分影響包括慢性疼痛導致你失去了許多，你無法像過去一樣完成許多事情。讓我們詳細檢視慢性疼痛如何全面影響心智。當我們往下進行，我希望你思考如何在你的生活與經驗中運用這些影響，開始獲得新觀點。

感知與注意力

身為感知者的我，能夠意識到這個世界。身為感知者的我，能夠選擇世上哪些事情對我來說很重要，進而把注意力放在這些事上，甚至在尚未解讀這些事件之前就這麼做了——也就是說，甚至在自傳敘事解讀你的生活之前。

慢性疼痛改變了這個客觀的「我」（主詞）。身為感知者的我再也沒有能力為了達到最佳福祉，而把注意力放在需要關注的事情上。相反地，依據自傳敘事來解讀內在感覺的主觀「我」（受詞）占據了注意力。由於過去的創傷與其他不幸渲染了自傳敘事，慢性疼痛就影響了客觀「我」（主詞）的注意力。一旦注意力受到慢性疼痛影響，「我」就會受到世上的負面能量吸引，就連面對有益的事情，「我」都更容易視其為威脅。當心智處於慢性疼痛中，病人的感知就會大大受到扭曲，對於一般視為威脅的事情反而特別重視，注意力都放在那上面。讓我們透過一個例子來檢視這個過程是怎麼發生的。

J長期患有腰痛。她已經有很長一段時間都睡不好了，現在唯一感興趣的事是早上起床出門散步。她一起床，注意力就被疼痛感占據了，滿腦子只想著疼痛代表的負面意義，此時，她的自傳敘事已經影響了她的主觀「我」（受詞）對當下事件與感覺的解讀。她想要達成的其他目標，全都再也不是她關注的焦點了。她的注意力完全放在慢性疼痛對她造成的威脅上。慢性疼痛已經大大改變了身為感知者的J。疼痛占據了她的注意力與感知。隨著時間過去，這會繼續對她不斷發展的自傳敘事造成極大的影響。

意義

你記得心智解讀這個世界，賦予意義，因此一個人（自我）才能理解當下發生的事，知道在不久的將來可能會發生什麼事。這些意義符合自我在這個世界學到的真相。在前一章，我們運用椅子的例子來說明不同的意義——比方說，椅子是一個讓人坐在上面休息的東西，也是讓人站在上面換燈泡的東西。終其一生，意義都必須具有一貫性與一致性。不論哪一天，椅子的意義都有一致性。

正如我們所見，慢性疼痛大大影響了我們對世界的解讀、我們賦予世界的意義，就連我們在世上看到的物品也會受到影響。讓我們繼續以J的故事作為例子。

在罹患慢性疼痛之前，J曾是頗有造詣的網球選手。她起床之後看著自己的網球拍，突然領悟到因為疼痛，她可能連散步都做不到，更別說打網球了。她也領悟到網球拍已經失去了過去的意義，由於慢性疼痛，如今網球拍有了截然不同的意義。她無法想像自己實現夢想──出門上球場打球，或是成為優異的選手，或是教孫子打網球。網球拍如今代表的意義是「一個再也無法打網球的人」。她再也不是稱職的網球選手，永遠無法與她關心的人分享她過去這些年來培養的技能。如今，網球拍的意義變成破碎的夢想、失敗，以及失去過去能力的身體與心智。這項意義籠罩了她的整個生活，她現在覺得，不論是身為一個人、夥伴、伴侶或奶奶，她都不夠格。慢性疼痛把負面意義帶進J的大部分生活裡。

正如你所見，對Ｊ來說，意義改變了，導致她的心智籠罩在負面思考與情緒的陰影下，滿腦子只想著未來會有更多疼痛。Ｊ此刻體驗到的疼痛早就遠遠超過她實際的腰痛了。如今，這種疼痛大大改變了她的生活，讓她感覺自己不夠格，再也不是過去的自己了。Ｊ生活裡的意義改變了，這種變化預言未來肯定會有更多疼痛。

意義

正如我在前一章的說明，記憶被定義為大腦儲存資訊與回想所需資訊的能力。我們也得知，這種回想過往資訊與運用當下資訊的能力，也會受到慢性疼痛的負面影響。

你或許還記得，工作記憶是我們時時刻刻使用的記憶，可以為我們的世界帶來秩序。慢性疼痛會對工作記憶造成很大的干擾。在理想的情況下，工作記憶應該在個人的掌控下，用來理解這個世界，完成目標導向的行為。然而，慢性疼痛患者不斷受到慢性疼痛的訊號干擾，所有相關的負面情緒與記憶也會擾亂患者。

你們之中或許有些人還記得過去曾經使用的老收音機，上面有個轉盤，可以用來調頻，轉到AM電台。如果我們無法轉到電台訊號所在的精確位置上，就會出現大量靜電干擾的噪音。如果我們直接對準電台的頻道，就沒有靜電干擾，而且我們可以清楚地聽見說話聲或音樂。當工作記憶適當發揮作用，就像調頻的廣播電台，轉盤完美地對準電台的位置，沒有出現任何靜電干擾。一旦罹患慢性疼痛，就會有更多干擾——靜電變強了。這種干擾以疼痛「訊號」及相關的重擔與折磨等形式出現。讓我們繼續回到J的故事。

J決定今天早上不要出門散步，因為她腰痛到不行。她選擇閱讀一本書。然而，當她坐下來閱讀，她連一頁都讀不下去。因為反覆襲來的疼痛，還有她不停想著疼痛害她心情多差，導致她記不得自己讀過的內容，也無法把注意力放在文字上。

你或許還記得，透過「語意記憶」，我們得以儲存意義，並在我們想到的時候運用那些意義。我們已經用上述的例子，說明J的世界如何採用受到慢性疼痛控制的全新意義。這在慢性疼痛患者身上很常見。他們世界裡的意義已經大幅改變了，而且他們往往會說疼痛奪走了他們過去曾經擁有的所有正面意義。

情節記憶是回想特定人生事件的能力。為了舉例，讓我們再度回到J的故事。

J有能力回想起過去她曾經是表現優秀的網球選手。她想起自己大學時曾參加網球聯會的比賽，大四時，她還贏得冠軍，成為她那一隊的第二把交椅。在慢性疼痛發病之前，J非常以這些成就為豪，但是，如今她獲頒網球聯賽冠軍獎盃的記憶就只會帶來悲傷。這是因為慢性疼痛讓她相信，她再也不是那個有能力打網球並樂在其中的人。彷彿慢性疼痛侵蝕她的內在，把過去曾帶給她快樂的記憶變成懊悔與悲傷的記憶。

自傳敘事是整體記憶，帶給我們屬於自己的人生故事。

我們以J的經歷為例，已經舉了好幾個例子，從中便可看出她的自傳敘事如何受到影響。如今她把自己視為透明人，她對自己的認知化為陰影，讓她記憶中的自己黯然失色。J常常會想，她目前的生活是否還有任何意義，她是否還值得繼續活在世上。

在長期飽受慢性疼痛之苦的病人身上，這種想法很常見。或許更糟的是，他們認為自己未來毫無建樹。

從上面的例子看得出來，慢性疼痛對記憶造成明顯的影響，甚至會改變記憶或某些記憶帶來的感受，原本感覺很正面的記憶變成負面的回憶。慢性疼痛通常也會損害病人回憶的能力，他們往往想不起儲存在記憶中的資訊。不過，透過練習，就可以重拾這項能力，也能改善許多記憶方面的能力。

自我指涉意識

在前一章，我們將自我指涉意識描述為「我」（主詞）與「我」（受詞）的觀點。「我」（主詞）有兩項任務：一、保持中立地感知（不帶判斷）外在及內在的事件與感覺；二、採取行動或擁有動力。我們先前已經提到慢性疼痛會如何影響「我」（主詞）的觀點。當我們的注意力受到「我」（受詞）的慢性疼痛經驗操弄與掌控，我們感知到的事物就會改變。

你或許還記得，「我」（受詞）指涉的觀點讓你對自己是誰有概念。「我」（受詞）是自我形象的寶座，是我們感知自己或自我概念的方式。我們已經檢視了一些例子，清楚看見J的自我概念如何發生巨大改變。她已經失去自己的動力（即「我」〔主詞〕的行動任務），而且，在她的認知裡，她的「我」（主詞）再也無法在這世上完成許多事情，因為她那永遠遭到疼痛占據的「我」（受詞）所產生的負面敘事如此認定。一旦這種認知對照她記憶中積極能幹的自己，就會引發悲痛，如此一來，只會產生更多負面的想法，而這些想法回過頭來助長受傷的情緒，創造更多痛苦。

慢性疼痛導致一個人的自我概念明顯變弱。就像J，慢性疼痛患者往往認為自己不中用，在家庭、社會或世界上再也無法發揮作用，日益消極。有趣的是，實驗顯示，慢性疼痛患者往往對自己的行動能力有錯誤的認知。我在第二章指出，當我們詢問慢性疼痛患者白天的活動量多寡時，病人回報自己很少動，而且他們相信活動或動作會引發疼痛。然而，一旦他們接受客觀評估，追蹤查證他們實際的活動量，往往會發現他們的活動量幾乎跟沒有罹患慢性疼痛的人不相上下。這項發現指出，慢性疼痛患者的認知完全不符合實際情況。他們的自我指涉能力與動力已經大大改變了。

自我指涉意識

我們已經談了不少自傳敘事；然而，我必須再一次重申，在慢性疼痛患者身上，他們的自傳敘事持續接收到因慢性疼痛產生的負面思想與情緒，然後又回過頭來讓疼痛延續下去。這種情況就像自傳敘事的作者一直重寫這段故事，卻偏偏遺漏了充滿希望的念頭或正面的改變。好消息是，不論慢性疼痛患者的故事變得多黑暗、悲傷，都可以改寫成更好的版本。

資訊處理

你或許還記得，前一章我們提到心智擁有持續處理資訊、儲存資訊與構思敘事的能力，藉此幫助我們理解世界。我們提到心智擁有基模或處理資訊的規則，很像擁有程式的電腦。慢性疼痛大大改變了一個人的基模，在那樣的情況下，慢性疼痛患者感覺自己彷彿再也無能為力，無法再度擁有積極而有意義的生活。慢性疼痛患者的基模已經偏向負面的情緒與念頭，或許早在患者發病很久之前，這些情緒與念頭就已經存在了。這就像病人腦海中不斷出現「我做不到……」與「我永遠沒有能力完成……」的評論，這些念頭助長了他們對世界的負面看法。分析這些我們用來理解世界的基模，將成為治癒慢性疼痛的關鍵──這正是我們在這本書進行的任務。

意識

在第七章，我們將「意識」描述為單純存在的能力。第二部的許多練習將幫助你運用「正念」的技巧來發展這方面的意識，包括下一章即將介紹的呼吸練習。「意識」是客觀的「我」（主詞）面對外在與內在經驗，未經解讀而直接感知的能力。但慢性疼痛患者並未具備這項能力。我用了好幾次電影的比喻來形容──在你的腦海中一直有電影在放映。想一想，如果關掉這部電影，銀幕上一片空白，你的心智會發生什麼事。會有批判嗎？會有痛苦折磨嗎？如果J關掉了她的「電影」，她會以同樣的方式解讀她的世界，就像她的基模受到慢性疼痛引發的念頭與情緒控制時一樣嗎？

想一想，讓意識回歸單純的能力，或許意味著你可以從慢性疼痛加諸在你身上的負面批判與解讀等重擔解脫出來。如果J能夠關掉她的電影，停止她對疼痛的解讀，這對她來說代表什麼意義？對你來說又代表什麼意義？

結論

如果你正罹患慢性疼痛，這種病很可能已經造成很大的負面影響，改變了你的心智體驗與解讀世界的方式。此刻重要的是，開始問自己是否任由慢性疼痛主宰你的生活，只因為你認為（或被告知）已經沒有出路，除了感覺疼痛，你別無選擇。這是消極的方式。我給你一個挑戰，請你開始這麼想：確實還有出路，這條路或許沒有你想像得那麼難。下一章將繼續我們的心智探索之旅，討論三種不同類型的心智：智識的心智、情緒的心智，以及意識的寶座「超我」（overself）。

第 9 章

三種心智

現在是時候換個方式來分析心智了。我選擇的分析方法可以幫助你瞭解本書稍後將出現的練習。

我們大多數人都同意，每一個念頭都有其主題或意義。我的意思是，每一個念頭的背後都有一個故事——所有念頭都是與某件事有關。你或許正想著你的工作，或許正想著你的家人，又或者只是在做白日夢。不論你正在做上述哪件事，總有一種主題或意義貫穿思考的過程。在這一章，我要求你想像心智本身就具有三種截然不同的基本主題。這種分類只是幫助你瞭解這一章的內容，並且進一步明白當心智處於痛苦中，它會如何運作。雖然沒有確切的科學證據指出，心智只具有這些類別，不過，用這些類別來說明心智運作的方式，已經有數千年之久了。用這些類別來描述心智是很好用的方法。讓我們開始來檢視這如何運作吧！

想像一下，你才剛入住一間旅館，需要休息，於是你拿起遙控器，打開電視。這是座小鎮，你不確定收看得到什麼頻道，於是你開始搜尋。

● 你按下遙控器，轉到頻道一。這是智識的頻道！你已經看過這個頻道，你知道它會刺激你思考。從歷史、數學、物理到神經科學，這個頻道提供學習新知的機會。

● 你再度按下遙控器，轉到頻道二。這是另一個類似的頻道：情緒的頻道。從絕望的深淵到喜悅的顛峰，再到長時間的「樂陶陶」，這個頻道將讓你體驗令人驚奇的大量情緒。

● 你一時興起，再度按下遙控器，電視上突然出現一個新頻道。在你的家鄉看不到頻道三。第三個頻道名為「超我頻道」，是截然不同的頻道！不知怎地，資訊在這個頻道神奇地流動，以致於當資訊出現在你的心智中時，不會受到智識或情緒的束縛。在這個頻道，你以前從未意識到的資訊，或許會突然出現在你的心智中。頻道三提供自我意識與反思的體驗，其中並不包含積極的心智。

這三個頻道代表三種截然不同的一般主題，呈現出我們的思考模式與心智運作的方式。我們都有分析的能力（智識的頻道），也都有體驗情緒的能力（情緒的頻道）。第三項能力「超我」或許是你並未意識到的能力。你很可能把這項能力當成靈性，不是宗教的那種靈性，比較像是靈魂的原始定義，例如「生命的氣息」或精神上的生命力。幸運的是，透過練習，你可以學習觀察超我心智，就像你對待智識心智與情緒心智的做法。

想像一下，在你面前有這三種選項。你變得有必要好好思考這些選項，試著理解每一個選項代表的意義。頻道一會刺激你的思考能力、你的智識，很有可能會令你非常充實滿足，讓你能夠思考過去從未想過的點子。但是，頻道一也可能會限制你，因為頻道一很難關掉，或者因為你已經失去徹底關掉頻道一的能力。另一個頻道將會讓你的心智和身體都動起來，你整個人都浸淫在情緒體驗之中。有些體驗很快樂，有些卻很悲傷。你或許能夠與這個頻道建立連結，領悟到你以前已經有過相同的經驗，不論是快樂或悲傷的情緒記憶，你都可以回想起來。這個頻道或許會讓你更深入理解這些情緒對你的意義，幫助你把這些情緒放進你更關注的背景故事裡。不過，這個頻道會導致你對於自己是誰缺少洞見。

最後一個頻道有點不同。少了你更熟悉的智識與情緒方面的念頭，剛開始你或許會對眼前沒有意義的情況感到迷惘。可是，只要你願意花點時間，這個頻道將會讓你停止分析，以客觀「我」（主詞）的角度單純地感知一切事物（你是誰、你如何來到此時此刻存在的當下）。你的心智具有三種頻道或狀態：智識、情緒與超我（超然的觀察）。在這一章，我將賦予你一項挑戰，請你捫心自問，在這些頻道（心智）中，哪個頻道讓你最舒服自在。我們在前幾章已經探討過，慢性疼痛如何影響病人的智識與情緒，不過，現在是時候進一步探索這些不同類型的心智，看看它們如何導致你持續處於疼痛中。

雖然這一章很簡短，但包含了重要的資訊。請密切注意本章內容，如果有必要，就再回顧一次。我建議，唯有讓自己花點時間定期把智識與情緒的心智放在一旁，多用客觀「我」（主詞）的角度來釐清事情，你才能夠克服慢性疼痛。這沒有你想得那麼困難，只是需要練習。我給你挑戰，現在就出發。

智識的心智

知名的法國哲學家笛卡兒曾說：「我思，故我在。」這句話假設有一個思考者存在。當我們說「思考與分析的能力」時，是假設有一個人正在分析。花點時間想一想，這裡的「思考者」指的是智識的心智，還是其他東西？讓我們開始深思這個不尋常的問題：究竟是誰在思考？目前，我們先相信，有一個人在智識的背後感知這一切。我知道這聽起來或許不可思議或令人困惑，不過，請保持耐心，和我一起探討下去。

從我們年紀還很小的時候，智識的心智就開始發展了。我們開始瞭解世上的事物代表什麼意義，我們與世上許多事物之間有什麼關係。我們在這世上感知到的事物可能是物品，也可能是人。我們也開始明白，世上的事物恆久不變（它們不會消失），我們可以預期某種因果關係會持續下去。舉例來說，我們開始得知特定的行動將會吸引注意力；哭泣可能會帶來食物，然後到後來，我們或許會運用言語來索取特定的食物。我們的智識就是由此展開。我們也會開始發展與自己的關係。到了某個年紀，通常介於兩到四歲之間，我們漸漸意識到自己是獨立的人，開始分析自己的思緒與行為，並加以評價。我們開始明白，哪些思緒與行為可以滿足我們的需要，而哪些不行。

隨著時間過去，我們的智識逐漸成熟，我們更常運用自己的分析與評價能力。隨著時間與練習增加，加上大人的指導與同儕的支持，我們透過日益累積與數據分析（亦即關於世界與我們的資訊），做出來的評價愈來愈精確。這些智識的評價產生豐富的知識，幫助我們順利度過一生。

一旦我們持續發展智識，我們就會愈來愈瞭解世上的人與物如何運作，進而抵達一個境界，得以掌握許多學科與觀念。智識的心智可以幫助我們取得學歷，也可以幫助我們找到工作，獲得良好的金錢利益。可是，不幸的是，智識的心智鮮少告訴我們內在的自我。

智識的心智一直在評價、分析與比較。這些能力在面對許多日常挑戰與完成許多人生任務時非常重要，但是，在有些人身上，這些能力掌控了一切，在一些根本不需要分析或比較的情境裡，依然用上了這些能力，事實上，這已經變成一種不利條件了。許多慢性疼痛患者就是這樣。他們不停地分析與評價自己的感覺與能力，這麼做通常只會帶給他們更多痛苦——然後，他們又試著分析與評價這些痛苦，無限循環，導致這些行為不停出現。想一想我們上一章的朋友J，一位嚴厲分析自己的女士。她會把記憶中充滿能耐的自己，和如今她認定不中用的自己，兩者拿來比較。當她對自己毫不留情，她的自我批判——自我分析——就變得非常嚴苛。當慢性疼痛患者過度使用智識的心智時，往往就會發生這種事。嚴厲的自我批評會在無意識中自動出現，以致於我們往往連想都沒想，就給予我們的能力與潛力負面的評價，而且幾乎在所有情況下皆是如此。

現在你或許會問自己，這種過度依賴智識的心智是否適合你。你的自我分析是否經常讓自己置身於嚴厲自我批評的處境下？你是否像Ｊ一樣不停地分析，直到你的分析變質為自我貶損？你是否運用智識的心智想出有益於你疼痛病情的解決之道，或是任由智識的心智成為你痛苦的源頭？你是否感到受困，無法脫身？

當我們想到目前在世界上出現的重要發現，例如疾病的療法與科技的進步，我們通常會相信這些成果都是源於智識的心智。然而，我相信，當人們想到一個新的點子，他們的內在其實已經超越智識的心智，進入創意的境界；這種創意的境界對於這些發現的重要性不亞於智識的心智。是否有這種可能性，因為某人已經學會掌握智識的心智，並且進入一種境界，天生的創造力自由湧現，於是擁有「啊哈」的體驗，出現所謂「神來一筆」的靈感？

現在就問問你自己，你認為是否可能關閉智識的心智？你是否有時候停止分析，讓自己的心平靜下來？你是否有一部分的自己隱身在智識的心智背後，能夠超然公正地旁觀智識的心智運作？你是否能夠連結那個部分的自己，讓自己脫離智識心智的掌控？

智識的心智會變成持續不斷的過程，包括感知、思考與觀念，讓我們受困其中，成為智識的人質。但是，我們還有另一個心智或自我的面向超越智識的心智。那一部分的自己能夠以我們在第七章提到的客觀「我」（主詞）角度釐清事情，那個角度的「我」可以單純感知智識心智的運作，不帶任何評論或解讀。身為感知者的我有能力單純觀察自己，不會受限於智識永無止境且毫無益處的比較與評量。這是平靜與祥和的境界，也是帶來療癒的意識狀態。

情緒的心智

我們終其一生都會體驗到無數的情緒。情緒體驗包含身體、認知與行為等要素，這些要素彙整起來，就會構成情緒的心智。有些情緒會讓人心情愉悅，精神為之一振，例如快樂、喜悅、寧靜與興奮；有些情緒則具有破壞性，會蹂躪我們，例如憤怒、怨恨、羞愧。情緒有時候可以用有益的方式激發我們與我們的神經系統，有時候卻又沒多大用處，而我們往往難以預測情緒何時有用、何時沒用。情緒的心智鮮少穩定，通常不斷變動。

過去幾年來，許多心理學家與研究學者已經明白，認知是情緒的要素之一。也就是說，情緒的心智包含思考，只是這種思考與智識心智的思考不一樣。與情緒有關的念頭，背後通常蘊藏著一種敘事。情緒的要素也包含肉體（身體）。有些伴隨情緒出現的感覺發生在我們的身體裡面，所以體驗情緒的方式非常複雜。這些感覺不只發生在身體裡面（例如當我們失去摯愛，往往會感到胸口疼痛，這種疼痛給了人們靈感，創造出「心碎」這種說法），在自傳敘事中也會出現這些感覺（我遭到摯愛背叛，現在是不幸的人，悲痛欲絕），有時候這些感覺甚至會直接來襲（由於遭到背叛而導致心碎，引發悲傷、憤怒、羞愧）。

究竟是認知（思考或敘事）的要素先出現，還是肉體（身體）的要素先出現，眾多學者意見不一。有些人主張，我們首先體驗到的是認知的要素。其他人則主張我們先在身體內感覺到情緒，然後認知的要素才出現。最近的研究顯示，它們或許是同步發生，雖然一開始，我們很可能並未察覺到認知的要素。不論最終答案為何，情緒的心智能對我們產生很大的幫助，也會帶給我們許多麻煩。儘管在理想情況下，情緒會受到身為認知者的我們所掌控，但有些時候，情緒似乎會主宰我們，支配我們的體驗。

當我們很激動的時候，情緒就會跟著出現，有時候這些時刻會掌控我們，指揮我們行動。有件事千真萬確：情緒取決於一個人感知與解讀情緒的能力。因此，正如智識心智的情況，在情緒的心智背後必定有一個「思考者」。

為了替情緒下一個更好的定義，不妨從這個角度來思考情緒：你在面前畫了一條直線（連續不斷），而情緒就落在上面的某個位置上。這條線的其中一端是最正面的情緒狀態，是你曾經歷過最高昂或最興高采烈的體驗。正面情緒就落在直線的這一端。直線的另一頭則是最痛苦的情緒，比如悲傷或羞愧到絕望的狀態。這條直線劃定出情緒的兩極——正面與負面情緒。許多心理學家與認知神經科學家都曾探討「效價」（valence）的概念。情緒的效價指的是，在一種從非常正面到非常負面的連續向度上，該情緒的價值落於哪個位置。你體驗的每一種情緒都有其效價。諸如慢性疼痛等狀態會大幅影響情緒的效價，情緒的心智也會受到強烈的控制。

讓我們來想一想J的情緒心智。

正如我們在前一章探討的內容，J花時間好好思考慢性疼痛如何改變了她，從她的生活裡奪走多少事物。她開始花愈來愈多時間在情緒的心智上，而在情緒的連續向度上，她的情緒大多落在非常負面的那一端。有趣的是，J愈是體驗到這些負面情緒，她就愈疼痛。而當她愈疼痛，她的心裡就湧現愈多負面情緒。她受困於惡性循環中。正如我們稍早提到的，這跟她的身體受過的傷完全沒有關係。她大部分的疼痛都是情緒造成的。光是在身體裡感受到負面情緒，就為J引發愈多疼痛。

跳脫情緒的心智是必須學習的重要課題，因為你很有可能淪為情緒的人質。尤其是當情緒偏向負面時，更是如此。你大多數時候是否都意識到自己處於情緒的心智中？你能辨別與這些情緒息息相關的感受與思緒嗎？請你開始觀察、辨認自己花多少時間處於情緒的心智中。這對你有幫助嗎？還是對你不利？你的情緒大多位於情緒向度中的正面情緒範圍內，還是在負面情緒的範圍內？如果你的情緒大部分落在負面情緒的範圍內，你是否還記得何時你的情緒比較多變，或者你何時大多感到正面情緒？若是如此，你能不能找到這兩者之間的連結：你偏向負面情緒的行動，是否和你開始感到慢性疼痛的時間點有關？

超我的心智

我們提出這個問題：在智識心智與情緒心智背後，是否都有一個思考者存在？讓我們來看看思考者看起來像什麼模樣，這樣的思考者是否可能跳脫情緒與智識的心智，避免受到這兩種心智控制。我認為，應該要有一個安靜的地方，讓思考者可以存在，免於評價與批判，也不會受到情緒的擺布，能夠不帶批判與評價地處理來自智識心智與情緒心智的資訊。實際體驗是瞭解這個地方最好的方法，因為從定義上來看，超我的心智不適用於智識的描述。然而，我將以第二部的正念練習與本章稍早提到的呼吸練習作為背景，試著讓你看看那是什麼樣的經驗；這些練習可以幫助你覺察，或進入我稱為「心靈平靜」的境界。

超我存在於智識與情緒的心智背後，當一個人處於超我的狀態下，整個心靈都是平靜的，沒有任何分析、評價或批判，只有不受阻礙的觀察，如實看見自我。在這裡，對自我會有純粹的認識，不僅超越智識心智的線性思考與因果論，也超越難以預測的情緒心智。這是直接來自自我意識的認識，唯有具備這樣的認識，你才可能真正理解自己是誰，接受自己。如果J能夠進入她的超我狀態，會發生什麼事？既然超我不會批判，也不會執著於情緒，至少在她處於超我狀態的時間內，嚴厲的自我批判與分析會暫停攻擊，讓她稍微喘口氣，否則這些自我批判與分析就會繼續把她困在負面情緒的循環裡。她或許能夠明白，她的智識心智與情緒心智創造的惡性循環困住了她，進而引發慢性疼痛。

簡單的練習：呼吸

正念靜心（Mindfulness meditation）改編自佛教徒的靜心法門，人們藉此學習覺知——刻意把注意力放在當下的情緒、念頭與感覺上，不帶批判地接受一切。我想以一項簡單的練習來結束這一章，這項練習是以正念靜心的技巧作為基礎，我鼓勵你每天練習。第二部將會重複這項練習，這是其他練習的基礎，用意是幫助你發展正念。

我有許多病人在開始練習的幾天內，告訴我他們瞥見了先前提到的超我。當你的心智平靜下來，你就知道你進入超我的狀態了。你的心裡將出現一種平和的感覺，你可能從未有過這種感覺，而且你會想要一再體驗這種感覺。只要每天練習，你就可以做到。

※ 呼吸練習 ※

閉上雙眼，在椅子上坐直，雙腳放在地板上，讓你的手舒服地放著。請試著讓背部維持挺直，想辦法讓你的臀部姿勢支撐你的脊椎。如果你做不到這種姿勢，只要盡量讓自己維持最舒服的姿勢就好。現在，你的雙眼依然閉著，請留意你的心是否平靜，還是心思自顧自地奔流不息。如果你感到心猿意馬，那或許是智識的心智（那裡由負責分析與評價的念頭主導），也或許是情緒的心智（那裡的老大是與你的情緒狀態有關的思緒）。現在，把你的注意力放在呼吸上，首先專注於吸氣，感覺空氣流經你的鼻孔，當空氣緩慢進入你的鼻孔，一路通到你的肺，留意你的感覺如何，然後專注於呼氣，感覺空氣往外釋放。當你繼續把注意力放在呼吸上時，積極地放慢你的呼吸。如果你做得到，請試著每分鐘呼吸六到八次。只要盡力就好，確保你保持舒適。不要因為忙著計算呼吸次數而分心，忘了你的目標。你會發覺，光是放慢呼吸，就能讓你放鬆下來，而且你能夠以更超然中立的態度觀察自己的念頭與感受。隨著練習，你的心終將平靜下來，而你將開始飄然進入我所謂的「超我」心智狀態，在這個狀態下，你可以單純觀察流經你意識的思緒，不帶任何批判。光是這麼簡單的事，就會讓你感覺如釋重負。請試著在吸氣與呼氣時都這麼做。在吸氣與呼氣的一瞬間摒住呼吸。如果可以的話，請每天練習兩次，每次十到十五分鐘，或至少盡量常練習。

你或許也會開始留意，一整天下來，你花多少時間在智識心智或情緒心智上；你也會開始關注這兩種心智是在你的掌控下，還是自動發揮作用。看看你能否在一天的尾聲或一天裡的不同時間關掉這些心智，還是這些心智似乎主導了你的意識，脫離你的掌控。在慢性疼痛患者身上，這些心智狀態通常脫離病人的掌控。在未來的章節與第二部的練習裡，我們將探索一些方法，幫助你掌控這些心智。

結論

在這一章，你已經瞭解三種心智：智識心智、情緒心智與超我──超我就是隱身於前兩種心智背後的感知者。我以三種電視頻道來比喻。我們已經得知，慢性疼痛患者的智識心智與情緒心智會帶給他們非常艱困的念頭與情緒。我已經要求你花點時間想一想，你是否較常活在情緒心智或智識心智裡；我也讓你瞭解第三種頻道「超我」是什麼樣子。這是觀察與體驗的頻道，而且不帶評價或批判。我已經要求你透過練習學習進入超我狀態，在超我的狀態下，你可以開始擺脫疼痛，重拾自信，明白背負疼痛與受苦的重擔不是你應得的待遇。

在下一章，你將進一步瞭解自傳敘事，包括智識心智與情緒心智如何影響敘事觀點，導致自傳敘事在維持慢性疼痛上扮演關鍵的角色。

第10章

自傳敘事

我在前幾章介紹了「自傳敘事」這個詞。在這一章，我們將進一步深入瞭解這個重要的概念。你或許還記得，自傳敘事是你透過故事告訴自己是誰，你過去累積的記憶造就了自傳敘事。這是持續闡明你自己的故事，可以影響你當下和未來對自己的看法。如果你盡其所能地回顧過去，然後寫下你的人生故事，那就是你的自傳敘事。慢性疼痛患者在人生中經常遭遇不幸，這一點徹底影響了他們的自傳敘事，以致於他們的故事再也無法準確地反映出他們經歷過的事件。他們的敘事好幾次都受限於過去的經驗與記憶，身體上的疼痛與情緒上的痛苦主導了他們的敘事，造成惡性循環，疼痛與壓力持續增加。

自傳敘事扮演很重要的角色，能夠決定你當下在想什麼，以及你如何看待與評價自己。你的各種思緒簡直都取決於自傳敘事。想像你正透過失焦的鏡頭觀看自己的人生電影。鏡頭限制了你的思緒，而疼痛與隨之而來的不悅感受及思緒則加強了那些限制。

慢性疼痛正是用同樣的方式對自傳敘事造成巨大的負面影響。許多慢性疼痛患者相信，他們已經永遠失去能力、技能與潛力，而這種信念加深了反覆出現的負面情緒與思緒，偏偏他們似乎無法避免這種情緒與思緒。這些思緒更進一步限制了病人對自己能力的信念，慢性疼痛彷彿成為束縛病人的枷鎖。結果導致慢性疼痛患者常常不運動，他們失去學習與探索新事物的好奇心。他們的自傳敘事反映出這種消極與絕望。

幸運的是，有一些練習，可以幫助你檢視自己的自傳敘事，開始瞭解其中一些重要的面向。這類練習將幫助你明白如何放下一直把你困在痛苦中的重擔。這些練習也將幫助你釐清如何發展出自己的自傳敘事，以及自傳敘事會持續在你的人生中扮演什麼角色。

在這一章，我將提出一些問題，你可以開始向自己提問，這麼做有助於你改變自己的自傳敘事。我也會說明為什麼這些問題很重要，以及如何透過這些問題幫助你修改自己的敘事。我還會提供許多案例，這些案例都是出自我治療慢性疼痛患者的經驗，其中有些案例在前幾章已經提過（為了保護病人隱私，已經隱去姓名，更改背景資料）。這些案例將證明一個人的自傳敘事如何遭到明顯改變與限制，幫助你瞭解如何開始改變自己的自傳敘事。

建立架構、重新架構與重新解讀

正如我們先前的討論，每一個念頭都有其意義，每一串思緒的背後都有一個敘事或故事情節（詳見第五章與第七章）。因為我們心智的任務就是解釋這個世界，所以才會發生這種事。心智解讀資料，然後賦予意義，藉此完成這項任務，這就是所謂的「建立架構」。一旦我們能夠解釋並理解這個世界，我們就會有安全感；一旦我們有安全感，我們的世界就會減少許多壓力與恐懼。如果回想過去你無法理解當下際遇的時刻，你很可能會想起當時你的壓力非常大。

大腦與心智差不多記得一生中發生的每件事。雖然我們或許沒辦法立即取得所有回憶，但這些回憶仍然影響我們如何思考、如何創造我們的自傳敘事——這些是我們的工具，可以用來解釋我們在世上的處境。這是因為過去的經驗影響我們處理當下資訊的方式。你或許還記得，心智遵循基模的規則處理資訊。基模隨時都可以用來解讀數據或資訊，隨後心智就會根據基模的解讀建立架構或賦予意義。

當我們在思考心智如何解釋當下的世界時，不妨把每個念頭想像成一幅畫或一張照片。藝術家或攝影師選擇捕捉一個場景或加以解讀，然後建立架構，勾勒出影像。那個架構以那幅畫或照片為中心，賦予那個畫面獨特的完整感與意義。這種類型的架構也會影響我們對照片的看法，以及照片呈現給我們的意義。

當我們思考心智如何賦予這個世界意義時，為一幅畫或照片建立架構的過程是很有用的比喻。我們感知過往經歷的每一個情況，然後心智解讀資訊，建立架構。那種由過往經驗化成的架構，賦予這些經驗特定的解讀或意義，就像照片的架構決定了照片的意義。我們在消逝的每一片刻中感知、解讀與架構各種情況，以便瞭解這個世界。

一件事發生在我們身上，其實背後有好幾個步驟。我們解讀這件事，賦予這件事一個意義，從而創造關於這件事的架構。而架構讓意義保持恰當，就像影像的架構妥善安排整張照片的構圖。這也意味著一旦其他類似或相關的事件發生在我們身上，我們就更可能運用同樣的架構，對那些事件賦予類似的定義。

讓我們來看一個例子。

K長大之後成為非常快樂、外向的人。他發展出來的基模是快樂和愉快，於是他就用這樣的基模來解讀世上的資訊，為大部分情況建立架構。有一天，K發生意外，他不僅受傷，而且失去一個家人。他沒有好好面對並解決這次不幸事件，於是導致他罹患慢性疼痛。現在他的心智把大部分資訊都解讀為痛苦與不快樂，並據此建立架構。他用來解讀當下資訊的基模，偏向痛苦的回憶、未曾釋懷的傷痛與當下的疼痛。

藉著檢視我們的自傳敘事，我們開始明白敘事中的意義如何被架構起來。然後，才有可能展開所謂的「重新架構」——透過重新架構的過程，可以對過去經驗或事件制訂出另一套解釋或意義。這個詞是借自名為「認知重建」（cognitive reframing）的心理技巧，一個人可以透過認知重建的技巧，質疑不合邏輯或適應不良的思緒，加以釐清，然後才有可能以更有建設性或正面的方式，來檢視與經歷各種事件、想法與情緒。當你重新架構時，你就會重新解讀原本的資訊。舉例來說，他開始明白如何釋放悲傷，重新解讀他的人生意義。隨著時間過去，他開始發展出新的解讀與新的架構，避免繼續在自己的人生中創造更多痛苦與壓力。

讓我們回到J的例子，從這位曾是大學網球選手、如今活在慢性疼痛中的病人身上，檢視這對慢性疼痛代表什麼意義。

前面兩章提到，J為這個世界建立架構的方式改變了。她過去曾經認為自己天賦異稟，一身好本領，如今她卻認為自己完全受到慢性疼痛掌控。比方說，過去象徵成就與成功的網球拍，如今卻有了新的意義：失落與悲痛。她已經將網球拍解讀為痛苦的象徵，因為她把自己的世界建立成失落與局限的架構。

現在，假設J運用重新架構的概念來重新解讀網球拍的意義，在此其實指的是她的人生意義。想像她拿著網球拍，慢慢移動她的身體，像以前一樣揮出正手拍、反手拍與發球。隨著時間過去，她或許會發現，她漸漸能夠重拾這些動作，也許她能夠再度打網球。對她來說，另一項策略或許是光想像那些動作就好了，這樣一來，她就會想起那樣動起來會是什麼樣子，還有帶給她什麼感覺。這類重新解讀的簡單策略可以幫助她在自己的人生中重新建立意義的架構，J或許因此有可能徹底改變她的人生。舉例來說，她可能會發現後背的疼痛與所謂的「傷害」無關。那只是因為她太久沒有使用那些肌肉，以致於肌肉變弱、變緊繃了，處於痙攣狀態。如果她開始溫和地伸展肌肉，短時間內就可以恢復正常。儘管她或許無法回到之前網球選手的水準，但她依然可以享受打球、教導、擔任教練或顧問的時光，一切都在於她的選擇。透過重新解讀資訊與重新架構，便能對網球拍賦予新的意義——過去網球拍象徵她對運動的熱愛與自信，然後變成失落與痛苦，最後再度象徵新選項與克服不幸的能力。

對於那些受到慢性疼痛誤導而相信自己無能為力的病人，這類策略開始幫助他們消除疑慮，重拾樂觀。

學習重新架構

讓我們開始探索如何重新建立架構，然後重新解讀可能發生作用的新架構。以下提出一些重要的問題，讓你思考你的自傳敘事。

1. 當你想到你的自傳敘事時，你記不記得是否有任何事件曾經明顯改變敘事的方向？

對大多數的人來說，一生中的重大事件已經影響了他們的自傳敘事。稍早我曾以S為例，她經歷許多不幸，包括兒時遭遇性侵。她把所有經歷都內化到內心深處，導致那些記憶一再地浮現，大大影響她對世界的解讀與架構。由於受到這些記憶影響，S非常不瞭解自己。她不明白為什麼壞事發生在她身上。從某種意義上來說，她一直怪罪自己，即使從客觀的角度來看，她明知這種想法一點道理也沒有。S在對抗自己的慢性疼痛時，有一點很重要，她必須學習對自己真誠，認清她的情況不是她的錯，那些超出她掌控的事件大大改變了她。那些事件創造了一種自傳敘事，身陷其中的她繼續感到痛苦。透過不再怪罪自己，S開始明白，那些早期發生的事件替未來罹患慢性疼痛鋪好了路。

2. 是否有不只一個事件，或許有一系列事件，改變了你的敘事？

隨著時間過去，這些事件漸漸增加，透過長期累積的壓力與壓抑，為慢性疼痛鋪好了路。舉例來說，J不像S，她小時候並未經歷任何重大的不幸。她的童年其實一直很快樂，很正常。然而，長大成人之後，她開始承受太多重擔。她成為人妻，面臨非常苛刻與緊張的關係。她成為人母，永遠沒有足夠的時間陪伴擁有特別需求的孩子。她的工作要求嚴苛。隨著時間過去，各種不可能的挑戰逐漸累積，為慢性疼痛與她的自我認知改變鋪好了路。加入慢性疼痛團體之後，J和其他成員著手描述他們的自傳敘事。當J開始探索她的自傳敘事時，她完全不知道那些壓力源的累積，導致她的心智早已準備好罹患慢性疼痛。她以為自己的生活很正常，當她聽到其他成員的故事時，她心想自己的狀況比他們好多了。然後，隨著時間過去，她開始重新解讀與重新架構她的自傳敘事。她領悟到許多事件的累積讓她特別容易罹患慢性疼痛。確實，對J來說，領悟到這一點，帶給她很大的洞見，她發現她還有許多其他選項，可以讓她展開擺脫慢性疼痛的療癒過程。

3. 你還記得何時開始感到疼痛嗎？還有疼痛何時影響你的敘事？

大部分慢性疼痛患者不太瞭解，慢性疼痛如何對他們的生活造成負面影響。雖然他們可能會提到疼痛如何害他們無法過充實的生活，或說些「這種持續的疼痛毀了我的生活」之類的話，但許多人假裝情況最終會自行好轉，他們無須做任何重要的努力來改善情況。他們通常會去看一些只用藥物治療症狀或暫時緩解疼痛的醫生。許多人也不承認自己內心感覺多差。他們採取逃避之類的應對策略。他們忽視隨著心裡累積的情緒而來的敘事與身體感覺，假裝一切將會好轉或他們可以繼續忍耐。他們並未認清自己的生活發生巨大的改變，只是一味地假裝事情沒那麼糟，終將會好轉。舉例來說，我第一次遇到E時，她已經飽受疼痛之苦長達四十年以上。

E已經有二十五年沒辦法正常走路了。她的脊椎退化，手術後狀況更糟，她變得意志消沉。此外，她不太瞭解慢性疼痛（與她接受的治療）對她的生活造成什麼程度

的影響。她日復一日只是勉強活著。讓我沮喪的是，她有種印象，認為自己忍耐得很好。她不知道她已經變成過去那個自己的假象，而她其實可以再度成為過去的自己。當我們開始進行療程，她終於明白自己很悲慘，但更重要的是，她明白她目前用來治療疼痛的策略只會創造更多痛苦。一旦她開始重新架構她的自傳敘事，她就能洞悉慢性疼痛對她的生活造成多大的影響。她明白自己一直處於壓力之下，幾乎從未放鬆過。她的敘事進入自動駕駛的模式，她感受到的大部分都是負面情緒。她失去了希望與樂觀，沒有任何療癒的計畫。她開始明白她對世界的解讀造成她疼痛。她的領悟引發戲劇性的轉變。過沒多久，她就可以起身走路，這是二十五年來她第一次直立走路，而且她開始慢慢運動，重拾她的力量。

簡單的洞見、重新架構與重新解讀，就對慢性疼痛產生戲劇性的效果。

4. 盡可能對自己真誠，你還記得自己什麼時候開始疼痛的？你是否曾領悟到自己內在感覺並不好，意識到你或許在心裡壓抑了太多負面情緒？

許多慢性疼痛患者不記得兒時曾遭遇任何重大的不幸，有些甚至對年輕時發生的不幸也沒有印象。在這些案例中，或許有許多更小的事件，看起來並不重要，或者當時看起來甚至很正常，卻成為慢性疼痛的導火線。有些人或許不適應學校生活。有些人的父母或許沒有足夠的時間陪他們，讓他們感到孤單。N的遭遇就是最好的例子。

N飽受慢性頭痛與身體上的疼痛之苦，他想不起來人生中有哪些重大的事件會是疼痛的導火線。他花了相當長的時間探索過去之後，終於想起來，以前在校車後面，有些年紀比較大的男孩子曾抓住他取笑。N當時不明白這起事件的重要性，但是，經過進一步檢視之後，他領悟到那是他第一次覺得自己很糟，那一瞬間轉變成他內在的負面情緒，直到今天他都沒放下。N開始重新解讀這起事件的嚴重性。他甚至重新體驗與該事件有關的情緒，認清這一切都不是他的錯，發生這種事不代表他是很糟的人。他領悟到這起事件已經改變了他的自我概念。因此，他重新解讀這起事件，然後才能看見自己真正的力量。

有時候，我們想不起過去的不幸事件，原因是當時太痛苦了，以致於我們徹底壓抑一切。如果你在回想過去的不幸事件時，感到強烈的情緒，例如強暴、身體虐待、意外、災害或家庭暴力，務必尋求專業協助，好好處理這些創傷，這一點非常重要。不論浮現什麼情緒，只要你覺得無法獨自面對，你就應該考慮和經驗豐富的治療師一起處理這些情緒。

我希望這些案例能夠幫助你明白，人們如何以正面的方式運用他們的自傳敘事，從中獲得洞見。我也希望這些問題與案例能夠幫助你思考，哪些事件對你的自傳敘事造成重大的影響。一旦瞭解這一點，你就可以開始使用前面提到的重新架構與重新解讀等方法，獲得洞見與改變。當你開始釐清哪些因素或經驗可能會造成你未來疼痛的命運，這些方法將讓你放下大部分害你受困於疼痛的重擔。

影響自傳敘事

你或許還記得我們在第七章學過主觀「我」（受詞）的概念。我們的自我概念就是主觀「我」重要的一部分。我們的自我概念強烈地影響我們的自傳敘事，以及其中涵蓋的基模。對許多慢性疼痛患者來說，他們的自我概念在某個時間點轉變成負面，當時他們的觀點或對自己的看法都改變了，他們變得比較不接受自己。

讓我們來回顧前網球選手J的故事。

當J明白自己受到疼痛掌控，她的自傳敘事就改變了。她確定何時是她第一次覺得再也無法控制自己的身體或生活；就是從那個時間點開始，她的自傳敘事變得痛苦而負面。她愈來愈懷疑自己還有能力做什麼，身為一個人，她又是誰。此外，她也不知道經過改變的自傳敘事（她的自我概念改變了）很可能正是害她疼痛的元兇。她的自傳敘事再也不在她的掌控中，而是由慢性疼痛主導。她的狀況惡化到她再也擺脫不了負面的想法，她的腦子裡不停閃過那些念頭。這些思緒引發愈來愈多的痛苦，已經遠遠超越身體上的疼痛了。

想像一下，當J認為自己再也不是天賦優異、本領十足的人時，她感受到的精神痛苦。那種失落感覺起來像什麼？當這世上代表你很有本事的象徵變成無能的象徵，會是什麼樣的情況？

S童年遭受虐待之後，就開始發展負面的自我概念，而這種自我概念替未來罹患慢性疼痛預先鋪好了路。因為她將不幸的記憶儲存在心智與身體裡面，她的自傳敘事與她儲存在身體內的情緒產生了鴻溝。

當人們因為不幸事件而受傷，藉由忽略身體產生的疼痛訊息來學習處理這些事件時，就會發生這種分裂。這種分裂讓自傳敘事得以主導一個人的思緒。問題在於，即使遭到忽略，這些身體的訊息依然對自傳敘事具有很大的影響力。負面情緒充斥在自傳敘事中，然而，愈是如此，人們就愈努力忽略身體傳送的訊息。人們害怕面對這些訊息，雖然，大部分疼痛其實源於自傳敘事，並非身體的訊息，身體的訊息只不過是感覺與能量而已。這也會導致期望（害怕身體傳送的疼痛訊息）與事實（其實是自傳敘事創造了疼痛）不符。

S選擇忽略身體的感覺，把所有注意力都放在負面的敘事上。然而，儲存在她身體裡面的情緒決定了自傳敘事的內容，讓她的自傳敘事充滿負面情緒。這種期望與事實不符的狀況駕馭她的自傳敘事，雖然她小時候就已經學會，面對不幸最好的方式就是忽略身體的感覺。這種分裂只會造成更多不幸與壓力，因為那些記憶與感覺會繼續主導她的自傳式記憶前進的方向。S所有的能量、儲備力量與復原的能力都轉而用來維持這種分裂，直到她終於再也無法分散她對痛苦的注意力，慢性疼痛開始席捲她的身體。

結論

這一章的目標是幫助你瞭解你的自傳敘事會受到各種經驗影響，進而引發壓力，這種壓力只會造成更多疼痛。這是惡性循環。

我已經說明了架構、重新架構、解讀與重新解讀的概念。我希望你能夠花點時間回顧這些概念，然後付諸實行。請你務必瞭解負面自傳敘事的架構何時形成、起因是什麼、你何時背上這重擔，瞭解這些不僅將幫助你獲得緩解，也會讓你更貼近超我的體驗——亦即平靜的心靈。

下一章將概述壓力，以及當壓力演變成長期現象時會發生什麼事。透過研究，我們更清楚地看見，長期處於壓力下與無法關閉壓力反應，是許多慢性疾病的潛在問題，尤其是慢性疼痛。當我們進行到本書第二部的練習時，訓練關閉壓力反應的能力將會是主要目標。

第11章

長期處於壓力下

人類的身體與大腦都有一個自我保護的機制，可以避開實際的威脅和感知到的威脅。這種機制稱為「壓力反應」。你或許從熱門的詞彙「對抗或逃跑」聽過壓力反應的概念，這個詞指的是一旦啟動壓力反應，人類會採取的兩種行為選項。

當我們感覺自己的福祉受到威脅，就會啟動壓力反應。這種反應包括大腦會產生許多化學反應的變化，讓我們準備好自衛或逃跑。壓力反應一旦啟動，大腦的其他機制就會準備關閉壓力反應。這是必要的做法，因為如果壓力反應長時間持續啟動，就會對大腦、心智與身體造成極大的損耗。持續不斷的壓力會導致許多疾病，包括心臟病、憂鬱症、高血壓與慢性疼痛。所以，如果放任壓力反應持續啟動，壓力反應就會停止保護我們，開始轉而與我們對峙，傷害我們。

本章即將說明，當壓力反應持續啟動，演變成長期的狀態時，會發生什麼事。大部分慢性疼痛患者與大多數經歷過重大不幸的人，有很長一段時間都無法關閉壓力反應，這讓他們很不舒服，也很不健康。等你讀完這一章，你就能把對於壓力反應的新知應用在你的生活中，或許你還可以判斷你是否處於慢性壓力下，無法關閉壓力反應。如果你的情況確實如此，那麼你就必須瞭解為什麼會發生這種事，並且開始做書中的練習，幫助你重新掌控壓力反應。

正常的壓力反應

當我們感覺自己的福祉受到實際或潛在的威脅時，我們的身體與大腦就會依序產生一系列經過設定的狀態。首先，我們會釋出一連串的激素，助長我們的能量與焦慮，有時候還會加強我們的敵意。這些反應會導致心跳率與呼吸頻率明顯增加，不過，也會發生其他改變。幾乎在同一瞬間，我們的注意力不再放在偏向深思熟慮的目標導向思考，轉移到更本能的反應，讓我們能夠選擇自衛或避開眼前的情況。接著是激起我們的情緒，包括恐懼的情緒與感覺。同時，我們的腸胃運作放慢或停止。我們的皮膚通常會變得蒼白或漲紅。身體許多部位的血管收縮，其他部位（例如肌肉）的血管則擴張。此時，我們的視野往往會變得異常狹窄，只看得到周遭環境的某個區域，通常是我們認為威脅所在之處。

同時，我們的注意力從其他區域轉移開來；比方說，為了接收資訊，我們的瞳孔放大。在正常情況下受到抑制的神經反射普遍獲得大解放，讓我們在面對威脅時加強迅速應對的能力。我們變得活力充沛，十分焦慮，或許會開始顫抖、流汗。

經過上述最初的反應之後，原先啟動壓力反應的大腦化學變化迅速減弱，壓力反應隨之消失。上述所有生理反應全都恢復正常或回到基準值。我們的心跳率與呼吸頻率放慢下來，焦慮消失，回到正常的思考模式。

大腦、心智與身體的其他反應

我們的壓力反應也包括行為與認知的立即改變。我們提高警戒，搜尋可能的威脅。當我們的注意力從目標導向行為轉移到加強防衛的姿態，即使周遭環境發生再微小的變化，我們往往都會立即反應。我們的情緒通常會變得煩躁不安或不快樂。令人愉快的事再也不會帶來愉悅，我們也不喜歡正面的回饋意見，而那通常伴隨著成就而來。

隨著壓力反應的啟動，我們的新陳代謝也改變了。在正常情況下，胰島素允許身體組織吸收血糖（葡萄糖）。然而，在壓力反應啟動的期間，胰島素的效能大幅降低，因為身體試著保留大部分的能量，用來對抗或逃跑。交感神經系統是自主神經系統的一部分，此時，負責讓身體變活躍與焦慮的交感神經系統接管了一切。身體迅速釋出各種神經傳導物質與激素，例如皮質醇（cortisol）、正腎上腺素（norepinephrine）與腎上腺素，讓我們變得高度警覺、焦慮與激動。我們的發炎反應增加，凝血能力加強，準備好迎接任何防禦攻擊時產生的傷害。令人驚奇的是，一旦壓力反應開始主導大腦、心智與身體，上述所有反應都會自動發生。

總結前述內容，一旦啟動壓力反應，掌管高階思考能力、計畫、深思、行為控制、焦慮控制、愉悅的反應與負面情緒控制等能力的大腦區域就會受到抑制。同時，有些負責提升意識、加強監督、提高警戒、增加焦慮與能量的大腦、心智與身體區域，就會接手主導一切。

為什麼我們的身體具有這種令人非常不愉快的機制？這個機制很有道理，在面對危險時，這也是健康的短期反應。我們必須從立即的威脅中存活下來。在這個當下，思考、尋歡作樂、計畫、深思熟慮、追求快樂與消化功能完全不重要。我們必須快速呼吸，提高心跳率，讓我們的肌肉有充足的含氧量，而且我們想要增加肌肉的血糖，這樣一來，我們才能對抗或逃跑。我們必須隨時準備啟動發炎的反應，萬一我們受傷，血液才能迅速凝結。我們必須對所有動靜或其他威脅保持高度戒備。事實上，一旦生存受到威脅，許多正常的功能就會害我們分心，讓我們容易受傷，不堪一擊。如果我們的祖先在被豹子追趕時，還停下來欣賞美麗的花朵，他們肯定很短命！壓力反應是很重要的例子，顯示我們的身體面對環境的要求會做出什麼反應。

如果我們真的受到威脅，壓力反應會救我們一命。然而，一旦延長壓力反應的時間，就會變得更難關閉，也更容易啟動，或者完全無法關閉，這些反應最終會對身體造成很大的損害。當我們的感知將愈來愈多的事物視為威脅，問題就出現了。舉例來說，公開演講不會造成真正的威脅，然而，對許多人來說，這件事引發的壓力反應跟遇到掠奪者攻擊沒兩樣。在目前的環境中，我們面臨無數的威脅都只是出於感覺上的威脅，並非真正的威脅，儘管如此，卻依然會引發壓力反應。當我們並未面臨生命威脅，卻產生壓力反應時，這種狀態就會變成日常生活的一部分，結果對我們殺傷力十足。

讓我們來看看，當急性（短期）的壓力變成長期的慢性壓力時，會發生什麼事。

從急性壓力到慢性壓力

壓力反應會變得比較不受控制或完全不受控制，而且會變成慢性與難以管制。研究發現指出，幼年（或在其他人生階段）發生過不幸的人，會發展出痛苦的情緒記憶，增加他們日後罹患慢性壓力的風險。有些研究指出，大腦與心智會根據威脅的等級，決定記憶的優先順序。因此，如果你的人生中有許多遭到威脅的經驗，這些記憶就會取得優先，也就是說，大腦更容易取得這些與威脅有關的記憶，勝過威脅程度沒那麼高的記憶。從生存的觀點來看，這很有道理。隨時容易想起這些記憶，將幫助我們避開之前曾對我們造成威脅（如今更可能再度造成威脅）的情況。當那些關於過去威脅的記憶開始主導一切，或延伸到其他一般情況時，問題似乎就出現了。當這種情況發生，我們的感知會將許多事視為威脅，即使這些事完全不危險，例如對退伍軍人來說，七月四日美國國慶日放的煙火就會構成「威脅」。

如果我們當下經歷高度的壓力，無法適當處理壓力的話，慢性壓力很可能就會席捲而來。重要的是，我們必須留意壓力來源是來自外在或內在。舉例來說，我們周遭環境的某事物會引發外在的壓力。所以，如果我們曾遭到虐待、霸凌或威脅，或者我們的身體一直反覆受傷或生病，或者我們生活在戰地、充滿暴力的街坊、殘暴的家庭或其他高危險的處境下，這些外在的威脅就會引發壓力反應。

同時，當我們並未釋懷，一再反覆思考這些遭受威脅的回憶時，我們很可能會產生內在壓力。這些回憶會導致我們過度焦慮與恐懼，而這也會引發壓力反應。

在有些情況下，有些負責監督焦慮與壓力產生過程的大腦區域會變得不堪重負，而且，大腦會失去調節這些區域的能力。然後，產生焦慮與恐懼的大腦區域就會接手主導。隨後，壓力反應就會一直延長下去或變成常態。壓力反應愈來愈容易啟動，直到這些壓力變成慢性與常態。壓力反應從正常的反應演變成感覺上的威脅，原本會自然平息的壓力反應變成長期活躍的反應，要不是根本關不掉，就是愈來愈難關掉。

這麼一看應該顯而易見，一個人從急性壓力轉變到慢性壓力的路不只一條，導致這種情況發生的原因有很多種。

◆ 創傷性事件可以啟動壓力反應（不論在什麼年紀發生都一樣，但童年時期的創傷特別嚴重，因為當時大腦正在發育）。受到威脅的痛苦記憶會產生心理上的痛苦，這種痛苦也會創造充滿壓力的情境，進而演變成慢性壓力。舉例來說，遭受過身體虐待或性侵、重傷或疏於照管的兒童，很可能會發展出持續的壓力反應。目睹暴力事件或本身就是受害者、處於強烈心理壓力下的成人，很可能出現類似的反應。

- 在其他例子裡，許多帶來壓力的事件並不重大，但在日積月累之下，或發生的時機不對，導致這些事件超出個人的處理能力。這些案例包括：飽受反覆受傷之苦的運動員，工作上一直充滿壓力的人，或一肩擔起照顧家人責任、成為家裡唯一支柱而累垮的人。
- 在其他例子裡，人們對自己的期許不符合他們的人生現實。這些案例包括：從小接受的教養都要求自己成為「理想伴侶」、婚姻卻亮紅燈的人；期待自己致富卻事與願違的人；或是聽父母的話選擇職業、無視自己的天賦與興趣的人。

上述所有情節（以及許多其他情節）都會導致壓力反應持續延長，演變成難以控制的慢性壓力。在這些案例中，正是內在壓抑的情緒引發壓力，人們需要透過專業協助來處理創傷，與壓抑的情緒和解。

平衡與調適

身體與大腦會設法維持平衡的狀態，我們稱之為「平衡」（homeostasis）。身體與大腦也有一個過程，在經歷壓力之後，幫助它們恢復正常的平衡狀態。我們把這個過程稱為「調適」（allostasis）。因此，當一個人必須迅速爬上階梯時，為了適應這種情況，身體就會調動能量，增加心跳率與呼吸頻率，把更多血液與能量傳送到大腿與手臂的肌肉裡，這樣一來，身體就可以迅速移動了。一旦你爬完階梯，身體就會有一個機制，讓你恢復穩定的正常心跳率、呼吸頻率和血流量。

壓力反應並非平衡的狀態，在壓力反應啟動之後，身體會立刻設法回到正常、平衡的狀態。因此，「平衡」與「調適」是重要的機制，我們的身體與大腦會運用這兩種機制來適應壓力，恢復正常。然而，當我們愈常喚醒壓力反應，將之付諸行動，事後我們就愈難關閉壓力反應，「平衡」與「調適」機制的效果將漸漸降低。

身體調適負荷量（Allostatic load）

「身體調適負荷量」指的是人一生中總共可以承擔的壓力量。當一個人愈常在生理或心理上遭受危機威脅，被迫啟動壓力反應來處理或適應這些情況，他的「身體調適負荷量」就會愈大。為了清楚說明，我常使用比喻來形容，這就像我們每個人生來就拿著一個籃子，我們每經歷一次壓力的刺激，就會有一顆石頭放進籃子裡。壓力大的時候，石頭就會比較大；壓力小一點，放進籃子的石頭也會小一點。一旦籃子裡的石頭愈來愈多，籃子就會愈來愈不好拿；石頭甚至會滿到擠破籃子的程度。當我們再也拿不動籃子或籃子破掉了，壓力就會變成慢性的，我們的「身體調適負荷量」壓垮了平衡與調適的機制。一旦演變成慢性壓力，就會啟動所有的壓力反應機制。以下讓我們來檢視其中一些轉變：

- 認知能力改變了，從比較任務導向、深思熟慮的認知，轉變成偏向反射性的反應。
- 能量的新陳代謝改變了，導致身體無法對胰島素產生同樣的反應，血液中也出現大量的葡萄糖。這種情況會引起更多發炎反應，進而提高血栓形成的機率。
- 心跳率、呼吸率與血壓都會增加，讓我們的大腦、心智與身體大受損耗，成為日後許多慢性疾病的溫床。

大腦、心智與身體擁有很大的復原力，能夠運用調適與平衡的機制來面對許多充滿壓力的情況。儘管如此，並非每個人生來都擁有同樣的復原力，有些人能夠承受的壓力比別人大。不論如何，當我們拿不動籃子或籃子損壞時，我們的狀態就會演變成慢性壓力，生活將會變得非常艱難。

慢性壓力、慢性疾病與慢性疼痛

此時，我建議你花點時間檢視過去你經歷了多少壓力的刺激。你可以從童年著手，試著回憶你是否一直感到安全與幸福，然後繼續回顧你的青春期與剛成年那段時間。現在，檢視你目前的生活。

試著回顧你從何時開始感到壓力。是很久以前，還是最近？這些壓力的刺激是時有時無，還是始終存在，抑或持續增加中？你目前正處於巨大的壓力下嗎？你是否已經到了苦不聊生、只是試著活下去的地步了？

一旦演變成慢性壓力，我們就會從資源豐富的生活轉變成僅能勉強存活的模式。切記，壓力反應增強是為了讓我們處理生活中遭遇的威脅。當我們置身於感覺到慢性壓力的處境下，我們的所作所為也不過是掙扎求生而已。

其實不難瞭解為什麼慢性壓力會帶來這麼多疾病。慢性壓力會影響血壓與新血管系統，因此導致高血壓、心臟病發作與中風。此外，慢性壓力也會影響免疫系統，導致罹患自體免疫疾病的機率變高。免疫系統受損也會導致我們更容易受到病毒感染，或罹患細菌引發的疾病，因為我們對抗這些病原體的能力變弱了。我們也更容易出現焦慮、失眠、負面的情緒變化、憂鬱或類憂鬱症狀。許多近期研究也顯示，結合了基因、生理與環境因素的慢性壓力是加速老化過程的關鍵。舉例來說，慢性壓力患者的認知能力很可能比一般人提早衰退。

不幸的是，一旦演變成慢性壓力，前述的弱點與疾病還會為我們帶來更多壓力。這就是我使用「惡性循環」這個詞的原因；進一步引發的新問題加諸更多壓力在我們身上，我們罹患心理與生理疾病的風險因此提高，而這一點甚至還會帶來更多壓力。

我們就這樣一直兜圈子，同樣的循環一再上演。

慢性壓力也會引發慢性疼痛。切記，慢性壓力會改變大腦對疼痛（或可能導致疼痛的潛在威脅）的注意力，讓大腦不再關注更重要的任務導向行為。慢性壓力也會為所有伴隨慢性疼痛的疑難雜症開路，例如焦慮、憂鬱症和失眠等睡眠問題。

我們在前面章節已經得知，人們在一生中體驗過愈多痛苦的經歷，就愈可能罹患慢性疼痛。這是因為那些處理痛苦經驗的大腦通道同時也處理所有種類的疼痛。儘管大腦能夠分辨踩到釘子的痛楚與當眾遭受嘲笑的痛苦兩者的不同，但是，就這兩種情況造成的壓力來說，大腦無法區分哪種壓力源自身體上、情緒上或社交上的痛苦。簡而言之，隨著時間過去，這些引發壓力反應的刺激全都會演變成慢性壓力。痛苦的感受本身就是一種壓力很大的情況，會啟動壓力反應。當痛苦一再延長，過了好幾天、好幾週或好幾個月，伴隨而來的壓力就會讓人喘不過氣，而且，如果有人的身體調適負荷量已經很高（過去曾經歷逆境、充滿壓力的負面經驗，也就是說，他的「壓力籃子」非常沉重），罹患慢性疼痛的機率就會增加。因此，我才會請你好好釐清人生中有哪些重要的事件曾經引發壓力，好好探究你是否正處於慢性壓力下，倘若如此，你必須確認自己的慢性壓力反應是何時啟動的、你是否失去關閉壓力反應的能力，以及你何時失去這項能力。

好消息是，即使你籃子裡的壓力石頭已經太過沉重或整個籃子都破損了，你依然可以修復籃子，倒掉裡面的石頭。截至目前為止我分享的一些練習，以及我們這樣一章章閱讀下來，你對於我提出的問題進行的思考，都已經讓你展開這個修復的過程。當我們繼續進行下去，你將獲得更多洞見，學會重新掌控你的壓力反應。

結論

這一章讓我們明白，在正常情況下，壓力反應如何適當發揮作用；而一旦演變成慢性壓力，壓力反應又會如何運作。一是適應良好，另一個則是高度適應不良，對大腦、心智與身體造成損害，還會引發慢性疾病。

我希望你已經充分瞭解「身體調適負荷量」，開始能夠評估自己此刻與過去的身體調適負荷量有多大。重要的是，你必須釐清在你的人生中，哪些壓力源導致你的身體調適負荷量飆高。光是長期處於疼痛中，就會造成非常大的壓力與身體調適負荷量，你若能明白這一點，對你也會很有幫助。因此，一旦形成惡性循環，包括過去的痛苦記憶與事件、當下的高度壓力與各種程度不一的痛苦，都會帶來更多壓力。幸好，還有另一種方式可以讓我們好好生活，大幅降低你的身體調適負荷量。

在下一章，你將進一步瞭解逆境，以及逆境在慢性疼痛與壓力當中扮演的角色。

第12章

逆境

我們將在本章探討一個貫穿本書的概念：逆境。

「逆境」的定義是，經過評估後，你認定會威脅到自身福祉的任何經驗或感知。

這看起來或許很簡單，卻非常重要，你必須開始面對過去發生的任何逆境，因為這些逆境很可能已經大大影響你對世事的觀點。更重要的是，逆境會引發痛苦。

逆境不一定是明目張膽的威脅，例如你害怕受傷或甚至遭到殺害。只要是讓你感覺失去幸福的經歷，便算是逆境，就像失去朋友或甚至感覺自己遭到拒絕那麼簡單。

逆境通常會包含負面的情緒與身體的疼痛，雖然這種疼痛剛開始並不明顯。換句話說，當你處於逆境或甚至只是記起過去的逆境時，你或許會回想起：「這件事讓我的身體感到不適，而且與某種形式的痛苦有關。」

舉例來說，我們許多人小時候都不覺得自己受到接納。我們或許得到庇護與食物，安全無虞，讓我們有種幸福的感覺。然而，在某種程度上，我們並不覺得自己百分之百受到接納。或許我們的父母與家人不太瞭解如何讓我們在心情上有安全感，即使除此之外，生活裡的一切看起來似乎都沒問題，這一點仍會帶給我們一種失去幸福的感覺，或在情緒上感到痛苦。這種痛苦並未糟到讓人難以承受，但隨著負面情緒日積月累，我們的身體內部逐漸陷入負面情緒的狀態。對有些孩子來說，這種經歷造成的影響或許不會持續很久；但對其他孩子來說，這種經歷很可能大大改變了他們的未來。因此，逆境的後果大部分取決於我們對逆境有什麼樣的認知，以及我們如何處理相關的情緒與身體體驗。這意味著，同樣是不受到團體、家人、父母或甚至朋友接納，但發生在每個人身上的效應卻截然不同，一切取決於個人。

逆境有很多種形式。逆境常常源於感覺自己並未完全被接納，我常從病患那裡聽到這類遭遇。其他人或許會說自己小時候過得很好，只是後來突然失去親近的人。但是，不論是什麼樣的逆境，都有一個共通點：當事人不知道如何好好應付逆境，導致他們感覺自己失去幸福，這是一種長時間持續不斷的內在痛苦。

除此之外，還有許多其他例子。比方說，有些人一旦置身於人群中，基本上就會感到焦慮與不舒服，或覺得自己無法融入任何團體。有些人面對的不只是自我認同的挑戰，還包括別人對他們的認同，例如那些因為種族、宗教信仰或性傾向而遭到歧視的人。有些人的逆境則來自兒時遭受霸凌。至於成年人，有些人陷入逆境的原因是無法獲得自己期望的職位或頂頭上司十分嚴苛。

此外，重要的是，你必須瞭解，一個人眼中的重大逆境，對另一個人來說，不見得是逆境。逆境不一定是一個「重大」的事件，而是由許多小小的不順累積而成。正如我前面所言，關鍵在於你對自己的經歷有什麼樣的認知，以及你如何處理相關的情緒。

我們可以將逆境視為逐漸演變的事件，剛開始是微不足道的小事，最後卻演變成威脅生命的大事。不論我們的經歷屬於大事或小事，任何情況或事件都可以視為逆境。回想一下，我先前在本書中曾將疼痛定義為任何與負面感知有關的經歷（請見第二章）。一旦你牢記疼痛的定義，你就會非常清楚為什麼逆境這麼重要了：逆境通常會引發痛苦，而痛苦累積的量則取決於你如何處理痛苦。或許你遭遇的只是小小的痛苦，但每一次痛苦都會造成影響。如果我們將逆境視為幸福的相反，那麼我們就會明白哪裡缺少幸福、哪裡還有空間讓痛苦進駐。因此，你必須釐清你在人生中何時何地曾經歷過逆境帶來的痛苦，以及你如何應對。還有一點很重要，你必須學習一些技巧，減輕你壓抑在心裡的重擔，以不同的方式面對未來的逆境，這樣一來，你才不會繼續把那些逆境內化到心裡（很可能引發更多痛苦）。

正如我在本書引言提到的，我不相信人類生來就要受苦。我相信大多數的痛苦都是源於沒有人教我們在面對逆境時如何應對，並放下過去，結果這些遭遇就變成重擔，留在我們心中，這樣一來，就很可能因此提高我們的身體調適負荷量與痛苦指數。一旦我們的情況演變到這個地步，當務之急便是釐清什麼逆境造成重擔，學習如何放下重擔。本章的目的是協助你釐清逆境。在後續的章節與練習中，你將學習如何放下自己緊抓著不放的逆境——有時候，你已經背負這樣的重擔好多年了。

逆境與慢性疼痛

大約五年前，我和私交甚篤的同事馬克・哈維蘭（Mark Haviland）及一些羅馬・琳達大學醫學院的同事著手分析一組大數據。我們先以問卷調查人們的健康、生活方式與心靈等狀況，藉此蒐集大數據，結果總計超過一萬人回覆問卷。我們分析這項數據的目的在於比較兩種人的狀況：因慢性疼痛而非常衰弱的人，以及並未飽受疼痛之苦的人。我們想要確認什麼原因讓人因慢性疼痛而漸漸衰落，個中有什麼樣的關聯。

所謂「關聯」，是指一項因素與另一項因素密切相關。舉例來說，高血壓與心肌梗塞（心臟病）有關，抽菸與許多癌症脫不了關係。在工業化國家，定期運動攸關長壽。但這並不代表運動導致人們活得久，只意味著這兩項因素一起發生，引發人們聯想：若投入更多研究，或許可以幫助我們釐清這兩項因素是否以某種方式密切相關，在什麼情況下，其中一項因素會導致另一項因素發生。研究學者或許會探究運動與長壽之間的關係，並得知長壽的人也有一種基因特徵，導致他們想要更有活動力。或者，他們探究兩者的關係之後，可能會發現由於運動，有些通常會導致壽命縮短的因素減少了。在這裡，最重要的是，當不同的因素之間密切相關，學者可以透過更多研究來釐清這些因素如何產生關聯，其中一項因素的改變是否會導致另一項因素發生令人期待的改變。

我們運用這組數據來完成三項研究。在第一項研究中，我們檢視一群患者的狀況。經過醫師確診，他們罹患了纖維肌痛，這種病的特徵是長期緩慢擴散的疼痛，而且通常伴隨憂鬱症、焦慮與失眠。我們把焦點放在這群病人身上，他們因疼痛而日漸衰弱，生活品質大受影響。我們打算把他們與另一群並未受疼痛所苦的人當作對照組來比較，找出哪些因素可能與這種讓人衰弱的疼痛有關。

結果，我們有了一致的發現，罹患纖維肌痛而日漸衰弱的病人在過去某個人生階段也曾經歷過重大逆境。我們針對身體上的虐待、性侵、情緒上的傷害與其他引發壓力的事件，提出具體的問題。我們也詢問這些病患本身是否經歷過意外災難，或者目睹其他人經歷意外災難。我們發現，這一組病患當下也承受了非常大的壓力，大部分是因為人生中沒什麼成就，也缺乏自我照顧的能力。他們焦慮不安，出現憂鬱症的症狀，並未選擇良好的生活方式（例如並未運動或好好進食、缺少社交互動等等），也沒辦法透過休息與睡眠恢復精力；再者，他們提及自己對過去的不幸無法釋懷。結果十分驚人：超過百分之九十的人表示，在過去的人生中曾經歷重大不幸。除此之外，相較於另一組並未罹患纖維肌痛或飽受疼痛之苦的人，這一組病患有更多人罹患多重失調病症與精神疾病。根據我們的推測，他們遭遇不幸時，沒有能力好好應對，也欠缺復原的能力，無法讓自己的人生重新恢復平衡，因此，在那個當下，逆境便大大改變了他們。此時，他們開始承受慢性壓力。然而，我們的數據並未證明逆境便是肇因，只顯示這是值得探究的重要相關因素。

我們經過謹慎的作業程序才得出這些結果，因為所有病人提及的逆境都深藏在記憶中許多年，直到進行問卷調查時才回想起來。有些病人發生不幸的時間甚至早在五十年前。因此，我們知道有些學者對我們的研究進行同儕審查時，勢必會質疑這項數據的正確性，畢竟這是透過自我陳述的問卷得來的結果。一般來說，研究學者在解讀透過自我陳述得來的數據時會特別謹慎小心，因為所謂「自我陳述」，其實就是一個人從記憶中回想起來的資訊。人可能會忘記，也會改變記憶，甚至在回答正確的個人資訊時感到擔心，而且，面對同樣的問題，答案也會隨心情的不同而改變。儘管如此，有時候自我陳述的數據依然是蒐集資訊的唯一方式。由於我的工作主要是幫助人們，我通常會相信人們透過自我陳述提供的資訊，不過，瞭解研究學者為什麼對這類資訊如此謹慎，還是很重要。

然而，我們依然信心十足，因為關於逆境的報告有如此高的一致性，很難忽視。纖維肌痛的患者會出現這種狀況，並不讓人驚訝，畢竟在健保體系中，許多醫生並未完全從醫療診斷的角度看待這種病。有些醫生依然認為纖維肌痛屬於精神疾病，因此沒有明確的醫療檢查可以確診這種病，只能透過「除外診斷」（a diagnosis of exclusion）的方式來確診。這意味著，經過詳盡的醫療檢查之後，如果找不出其他病因，通常就會直接預設為纖維肌痛。許多醫療保健機構認定纖維肌痛患者的反應往往太過戲劇性。不過，我治療過很多纖維肌痛的患者，我相信他們的疼痛絕對是真的。

我也相信，這些人正承受非常大的折磨。即使如此，我明白並非所有醫生都同意我的看法，對此，我表示尊重。

我們進行的第二項研究是比較四組人的情況，第一組是同時罹患纖維肌痛與腸躁症的患者，第二組患者只罹患了纖維肌痛，第三組患者只罹患腸躁症，最後則是控制組，這一組的人兩種病都沒有（腸躁症是一種常見的慢性病，影響我們的腸胃系統，會出現痙攣、腹痛、脹氣、腹瀉或便祕等症狀）。同時罹患纖維肌痛與腸躁症的病人，和只罹患纖維肌痛的病人，兩組回報的問題很類似，只是前者顯然嚴重多了。這為我們提出另一個假設：或許先出現慢性壓力的潛在症狀，然後才引發慢性疼痛。我們假設這種潛在的慢性壓力也會引起併發症，產生各種慢性疼痛患者描述的精神疾病和健康問題。從患者的回報看來，出現的似乎不只是慢性疼痛的症狀或許多慢性壓力的症狀。患者的整體狀況漸漸浮現，他們缺少幸福感，深陷逆境中，壓力很大，還併發各種生理與精神疾病。當然，正如我們先前提及的，慢性疼痛本身就會導致病人把注意力都放在逆境與負面情緒上，所以，這一點也是罪魁禍首之一，要為患者回報的絕大多數狀況負起部分責任。

我們繼續針對所有慢性疼痛患者進行同樣的分析，在研究中加入更多不同疾病的患者，例如，因椎間盤退化而腰痛的病人、頭痛的病人、因骨關節炎而膝蓋與肩膀疼痛的病人等等。這一組病患接受過放射線檢查、血液檢查與體檢，獲得醫生確診。我們覺得經過確診可以讓這組數據更可信。在分析這一組患者時，我們進行兩次分析，一次是加入纖維肌痛患者那一組做為對照，一次則不使用纖維肌痛患者那一組做為對照，因為我們認為纖維肌痛患者那一組可能會扭曲數據。我們可以確定，不論這些病人回報自己患了什麼樣的慢性疼痛，都無關緊要。百分之九十的人都提及自己曾經歷重大的逆境。所有人都處於很大的壓力下，而且他們回報的相關因素，都與纖維肌痛組和同時患有纖維肌痛與腸躁症那一組類似。此外，他們也都經過確診，患有多種併發症，包含生理與精神疾病，整體的生活品質很差，常常不舒服。

這三項研究幫助我們發展出一個理論，或許引起慢性疼痛的潛在病因是病患在人生中經歷的重大壓力所構成的威脅（逆境），特別是那些因為疼痛而日漸衰弱的病人，疼痛影響了他們的生活品質與幸福。在這一組當中，引發生理與精神疾病等併發症的機率也很高。另一方面，我們也在思考，是否真的有一個潛在的因素（或好幾個因素），引發慢性疼痛與其他併發症。後來，開始有研究成果支持我的理論，導致慢性壓力的潛在因素很可能是「身體調適負荷量」（逐漸累積的逆境）。這多半也是當下壓力大的原因。我們的研究顯示出這些因素之間的關聯，但後續的研究開始揭露慢性壓力（逆境）與許多慢性疾病（包括慢性疼痛）之間的因果關係。多年來，我一直運用這個理論來治療慢性疼痛患者。

你人生中的逆境

現在，花點時間回顧你人生中經歷過的逆境。問自己這些問題：

- 你承受了多少痛苦？
- 在你的人生中，多早開始出現逆境？
- 在你目前的生活中，逆境造成多少持續的壓力與慢性疼痛？

大多數人開始回答這些問題的時候，通常都會遇到一個問題：他們已經承受逆境太久，早就把逆境視為正常生活的一部分了。他們並未意識到自己肩負了這麼大的重擔。對他們來說，這重擔感覺再平常不過，因此，他們也不會想到自己不應該經歷這種事。大多數來讓我治療的病人都認為自己目前的生活很正常，即使他們大部分時間都很慘。他們漸漸相信自己的經歷還不錯。他們通常會拿自己的遭遇和其他人比較，然後得出結論，雖然自己的生活一直很糟，但有些人比自己還慘。我們總會發現有人過得比我們糟，可是，這不代表我們的重擔與痛苦掙扎就不重要了、應該受到忽視。這只不過是另一個方法，讓我們逃避處理痛苦，陷入不必要的苦難之中。

請你試著回想，人生中第一次讓你覺得失去幸福的經歷是發生了什麼事。這或許是你第一次痛苦的回憶。切記，逆境與你如何看待它有關，因此，逆境不見得是關係重大的經歷，也不一定會危及生命。想一想那些看似與痛苦有關的回憶。留在記憶中的負面遭遇已經內化到心裡，這意味著你或許正開始經歷慢性疼痛，卻毫無所覺。你也應該想一想，在你的人生中，何時開始感到壓力，你何時意識到自己的壓力已經變成慢性，失去控制了。

下列問題可以幫助你探索承受壓力的經驗與生命中的逆境。

- 你常常感到焦慮，內心焦躁不安嗎？這很可能和過去並未解決的問題有關，或是因為對未來有不幸的預感。
- 你常常出現憂鬱的症狀嗎，例如感到傷心、信心不足、無精打采、老是感到疲倦或失眠？對慢性疼痛患者來說，這種消沉的狀態通常源自他們無法完成應該做的事，因而真正的自己與理想中的自己存在巨大的落差。
- 你是最嚴厲批判自己的人嗎？你對自己的批判是否比對別人更苛刻？
- 你是否害羞內向，常常覺得自己非常脆弱，不堪一擊，老感覺受到監視，或很孤單，即使有其他人在你身邊？
- 你是否很愛擔心，老覺得未來肯定會出錯？
- 過去是否曾經發生讓你後悔的事，如今你依然念念不忘，想要改變？

透過詢問自己這些問題，你可以開始瞭解你如何引發內在壓力，導致心神不安與內在的痛苦。

結論

在本章，我們探索了逆境的意義，以及逆境如何引發不安的感覺與慢性壓力，進而開啟通往疼痛的大門。我已經回顧了我和同事進行的三項研究。這些研究顯示，逆境與慢性壓力不僅和慢性疼痛有關，也和精神疾病與生理疾病有關。這項研究結果指出，逆境與慢性壓力很可能會導致許多身心疾病（雖然我們還沒有十成的把握）。然而，這個理論開啟了幾條有用的途徑，讓我們得以幫助患者克服慢性疼痛的重擔。

我希望你開始思考過去經歷了多少逆境，以及逆境如何在你的人生引發慢性壓力。逆境和壓力，兩者似乎都是引發慢性疼痛與導致病情持續惡化的罪魁禍首。我有許多病人都否認自己除了慢性疼痛之外，還有其他嚴重的問題。根據我一直以來的觀察，唯有承認自己面對的逆境與壓力，而非試圖忽視或合理化，才能緩解部分的慢性疼痛。

在下一章，我們將探討人們為何一直在人生中受苦。正如你即將見到的內容，大多數長期持續的痛苦是源於你無法把注意力放在身體蘊含的豐富訊息。這訊息通常與逆境有關，已經被你內化，隱藏在身體裡。到了第二部，你將學習一些具體的方法，把注意力放在那些訊息上。同時，不要忘了繼續做我在第九章提到的呼吸練習。

第13章

我為什麼痛苦？

本章即將回顧本書到目前為止探討過的許多觀念。這番回顧將讓你更深入理解這些因素如何影響你，以及你受了多少苦。

截至目前為止，你應該看得出來，我相信慢性疼痛的重點在於痛苦。也就是說，單只有疼痛的訊號，無法引發痛苦，還要加上人們對疼痛訊號的解讀，以及該訊號傳遞給人們的所有訊息，才會引發痛苦。我們在前面的章節已經探討過這個觀念，不過，現在是時候應用在你自己的經歷上，這樣一來，你才能準備好進行本書第二部的練習。

我不相信人們生來「注定要受苦」。我認為人類的身心靈有能力治癒大部分疾病，尤其是終止慢性疼痛帶來的痛苦，但是，為了達到這個目標，我們必須取得平衡。這意味著你眼前的任務是決定你為何受苦。即使你目前只是週期性疼痛，還不到慢性疼痛的地步，你也應該思考你是否可能罹患慢性疼痛。因此，讓我們開始學習重新取得平衡的過程吧！

我已經在前面的章節說明過，當疼痛演變成慢性，往往就很難認定疼痛部位的身體組織受傷與疼痛的強度、密度有關。我也提出一個觀點，疼痛不見得會出現在身體的特定部位。確實，焦慮不安的人和出現情緒障礙症狀的人，很可能會表示自己的身體感到疼痛。

在引發疼痛這件事上，我也強調逆境扮演的角色；而且，我要提醒你，逆境會讓身體與心靈痛苦。痛苦不一定來自身體受傷，也可能源自充滿壓力的一天，或一再重複的壓力經過日日月月累積，甚至長達好幾年的累積，最後變成巨大的「身體調適負荷量」。一個人對世界的解讀與看法，也可能引發痛苦。

這一章雖然簡短，卻很重要，因為透過本章奠定的基礎，你將明白為什麼本書會介紹這些練習：這些練習設計的目的是改變你對世界的認知，從情緒與靈性上重新解讀這個世界，並在改變的過程中漸漸重拾平衡。

你肯定注意到我又提到這個詞「靈性」了。靈性不見得與宗教息息相關。當我使用這個詞，它代表的意思只是追求與世界和諧共處，透過任何你相信的宇宙力量，將想要痊癒與渴望平衡的樂觀心態逐漸灌輸到你的心中。我相信，一旦一個人和世界、宇宙取得平衡，就會產生療效。這種治療是靈性的，我們的大腦、心靈與身體天生就具有智慧，能夠產生這種療效，一旦身心靈合一，就可以創造這種自然的平衡或和諧。我在本書呈現給你的內容，只不過是重新訓練身心靈的方式，讓這種和諧狀態自然發生。

平衡

我在前面的章節主張，一旦疼痛演變成慢性，心智與大腦就無法正常運作，因而產生痛苦。我也指出，這證明大腦內部確實發生結構與功能上的改變（你可能還記得，在慢性疼痛患者身上，重要的大腦額葉無法發揮正常功能）。在心智上，表現出來的徵候是一再反覆、老覺得大禍臨頭的災難性思考，以及缺少迅速處理負面情緒的能力，不讓它們對健康產生長久影響。我也探討過三種心智——智識心智、情緒心智，以及超我心智。我把超我心智描述成治療過程中最大的幫手，不過，我也提到，因為過去缺少超我的經驗，不瞭解這方面的自我，我們目前的情況也不需要超我，所以，我們在超我上花的時間很少。我談過壓力反應如何演變成慢性，增加「身體調適負荷量」（亦即我們的「壓力籃子」），直到我們無法承受的地步，而這種情況會減損我們的心理與身體健康。我進一步探討了逆境在我們人生中的重要性，我們如何處理逆境也很重要；我還提到，有時候逆境會經過內化，保留在我們的身體裡面。

只要取得平衡，我們就有能力做許多事情。首先，平衡讓我們的心能夠平靜下來。反過來，平靜的心讓我們能夠跳過智識心智與情緒心智，從其他地方取得資訊。與逆境有關的資訊通常會化為受到壓抑的負面情緒與思緒，以這樣的形式保留在身體裡面。一旦擁有平靜的心，我們就會學習處理這些資訊——亦即我們壓抑的負面情緒與思緒——然後當成單純的感覺或能量來體驗。這將是第二部收錄的練習重點，透過這些練習，你將學習觀察資訊，瞭解這些資訊是慢性疼痛的源頭，以能量的形式保留在身體裡面，然後清除這些資訊。

平衡讓我們減少「身體調適負荷量」，以健康的方式處理壓力源。一旦我們處於平衡的狀態，我們就可以從智識心智轉到情緒心智，再轉到超我。平衡讓我們感到健康，因為我們每天都在做一些照顧自己的事。照顧自己包括實踐本書收錄的練習，好好運動，適當休息，保持求知欲，減少批判，尤其是自我批判。

痛苦

為了達到我們的目的，我將痛苦定義為在痛苦的經驗中失去幸福的感受。造成人們受苦的原因有很多，包括身體受傷、情緒受傷、慢性壓力、身體調適負荷量增加，以及沒有能力應付逆境。

正如你先前學到的觀點，當我們親身體驗一件事的時候，我們就會有所感知，然後加以解讀。舉例來說，當你閱讀的時候，你正在理解書頁上的文字，解讀字裡行間的意義。這種解讀背後的故事令人聯想到另一個故事——慢性疼痛與希望克服慢性疼痛的故事。那是你當下的感知與解讀。你可以透過解讀瞭解一件事，但解讀也會迫使你下判斷。

我們大多以因果關係來表達自己的判斷。比方說，當我運動（因），我就覺得自己變得更健康（果）。於是，我學會把改善健康的感覺和運動連在一起（判斷）。正如我們在第十章探討的內容，當我們注意到資訊、解讀資訊的同時，就是在為資訊建立架構，這麼做讓我們得以賦予資訊特定的意義。部分建立架構的過程，包含我們對因果關係的理解。在上述例子中，很容易判斷什麼是因、什麼是果。但是，現在讓我們想一想受傷（因）引發痛苦（果），也想一想現在這種疼痛已經變成認知功能障礙與負面情緒的因。隨著時間過去，原始的疼痛變成持續疼痛與痛苦的因，即使原本的傷已經不再是問題。一旦因果關係應用在慢性疼痛上，情況確實很複雜。就慢性疼痛來說，疼痛既是因，也是果。讓我們更仔細地檢視這個主張。

我已經提出主張，一旦伴隨逆境產生的情緒內化到身體裡面，往往會引發疼痛與痛苦。之前我也提過，我們內化的大多數情緒都會在我們處理當下或未來的資訊時產生影響。之所以會發生這種事，是因為內化到身體裡面的情緒會對我們的基模（亦即心智用來處理資訊的規則）造成直接的影響。這個過程的運作就像這樣：我們經歷逆境，這個逆境造成一定程度的痛苦。我們把身體感受到的情緒內化，將痛苦儲存在身體內部。這會影響我們的基模，因此，我們做出判斷，認為將來我們更可能遇到痛苦不幸的事件——從此形成惡性循環。這樣一來，一開始痛苦只是逆境（因）造成的果，現在痛苦卻變成未來痛苦的因了。

這正是慢性疼痛運作的方式。我們的疼痛不只是逆境造成的果，也是未來遭遇逆境或疼痛的因。請試著回憶你第一次長時間疼痛的情況。原本的疼痛是受傷造成的，但疼痛本身很快就會改變你的認知與處理情緒的過程。一旦疼痛演變成慢性，你就可以想見，既是因也是果的疼痛，將形成失控的惡性循環。

疼痛中的情緒成分

先前我們探討過，每一種經歷都有相對應的情緒成分。我也提到，情緒分成「認知」與「身體」兩方面。當我們體驗到負面情緒時，我們當下的應對或處理情緒的方式會產生持續的影響力，尤其是情緒非常負面的時候。只要一個人沒有應對的能力，無法適當處理激動的情緒，這股情緒往往就會留在身體裡面，從此困在那裡。這種情況簡直就像貼上一個身體的「標籤」，無法擺脫。而慢性疼痛的問題往往就從這裡開始發展。一旦激動的負面情緒留在身體裡面，就會改變我們的基模，不僅影響我們未來評估資訊的方式，還會在各方面影響我們未來的思考架構：

- 在大腦的層次上，當我們的基模、資訊處理方式發生這些改變時，處理負面情緒的大腦區域，也會出現架構上與功能上的改變。
- 在壓力的層次上，這會導致「身體調適負荷量」提高，時時刻刻一直處於壓力下，演變成慢性壓力。
- 在三種心智（智識心智、情緒心智與超我）的層次上，這會讓我們一直停留在智識心智與情緒心智，不停地分析，用殘餘的情緒來解讀事情，無法讓心平靜下來，進入超我的境界。

因此，當我們陷入慢性疼痛中，負面情緒的能量似乎就「卡」在身體裡。這種情況會改變我們的大腦功能、處理壓力的能力（身體調適負荷量）、思考與處理情緒的方式。這一切都會干擾我們通往超我心智的能力，然而，超我心智卻是讓我們放下重擔的基本關鍵。只要實踐第二部的練習，就可以改變這種情況；這些練習幫助我們把注意力放在身體的感受上，學習體會留在身體裡的感覺與能量。不過，在開始練習這些技巧之前，我們必須先學會一些事情。

「能量卡住」的概念與痛苦

對你來說，我談論這些非物質的東西，或許是不尋常的話題，例如情緒與思緒、「卡住」，例如能量在身體裡面累積。我在這本書探討的大半內容，都是關於大腦與身體裡面的實際架構，以及經過多年研究我們已經能夠證實的現象，例如大腦與心智的壓力反應。但是，說到卡在身體裡面的某種「能量」，目前還沒有以經驗為依據的直接證據。然而，這個概念早已深植於中醫裡，即使傳統的西方科學與醫學還無法證明，但我們確實握有證據，以這個概念為基礎的療法確實具有療效。在那些療法中，其中有一種是中國的氣功，我已經修習多年，而且運用在我的病患身上。氣功是一種傳承超過五千年的運動技巧，透過運氣（亦即中醫所謂的生命能量）、動作與呼吸，讓心靈平靜下來。當一個人身上擁有的這股能量不夠強大，有所欠缺，就等於敞開大門，任由慢性疾病（例如慢性疼痛）長驅直入。在我的療程裡，我不僅運用氣功的能量治療病人，也教導他們氣功的動作與靜心。身為臨床醫生，我已經有能力察覺病患因為過去的逆境而產生的負面能量，這些負面能量往往以受困情緒的形式出現；然後，幫助他們透過我的療法清除這些負面能量。當我這麼做的時候，不只是自覺疼痛（perceived pain）會產生巨大的改變，能量的平衡也會大不相同，而這種情況會對一個人的健康產生劇烈的衝擊。

疼痛中的認知成分

我們已經明白，慢性疼痛會影響心智與大腦，也會改變我們當下處理資訊的方式。至於慢性疼痛如何做到這一點，主要還是藉由改變我們的基模（亦即我們的心智用來處理資訊的規則）。我們可以將慢性疼痛的認知成分形容成思考痛苦的過程，我相信，大部分痛苦之所以形成，都是因為當過去與當下的逆境引發的情緒卡在我們的身體裡面，我們卻沒有能力處理這些情緒。身為修練氣功的人，我將這視為能量卡在身體裡面造成的氣滯現象。或許對一些讀者來說，這個觀念有種異國情調，儘管愈來愈多研究支持氣功的療效，但對不熟悉氣功的人來說，肯定需要一定程度的信任，畢竟氣功不太適合用傳統的實驗技術來評估。倘若有幫助，你不妨想成這是順其自然地接受一些公認的中醫身心靈理論模式，雖然西方科學還無法證實，但這些中醫療法幾世紀以來都頗有療效。我只要求你保持心胸開放。

結論

正如本章回顧的內容，我相信導致人們受苦的大多數原因是，欠缺適當處理情緒的能力。一旦發生這種情況，與這些情緒有關的能量或氣就會卡在身體裡面。這會影響我們承受的壓力量（亦即我們的身體調適負荷量）、我們處理資訊的方式（亦即我們的基模），以及我們會停留在哪一種心智（智識心智、情緒心智或超我心智）。除非好好處理這股能量，否則我們永遠也無法達到超我的境界，讓心平靜下來。

到目前為止，這本書大部分的內容都是以我、同事和其他人在病患身上進行的研究與治療為基礎，我們一直都在尋找其他替代方案來治療慢性疼痛。在本章中，我已經要求你拿出全然的信任，讓自己準備好嘗試第二部的練習，相信那些諸如氣功之類的技巧過去在傳統中醫有歷史悠久的成功經驗，即使我們還不知道整個療癒過程究竟是怎麼運作的。

下一章將探討應對能力的概念，亦即我們處理與應付逆境的能力。

第14章

應對能力

每一天，我們都會面臨壓力，為了處理壓力，我們必須具備應對能力。你多半很清楚應對能力的意義，不過，我特別為這一章擬定了正式的定義：

「應對能力」是我們為了處理痛苦和壓力等逆境時產生的反應。

「健康的應對能力」是我們運用足夠的能量，以最有效率的方式來處理壓力，只對我們的身體調適負荷量（「壓力籃子」）造成最小的影響。

我們在生活中表現多好，很大的決定因素在於我們的應對能力。我們的應對能力也會決定我們未來如何處理疼痛，尤其是當疼痛持續不減、最後演變成慢性疼痛的時候。在應對能力好壞這件事上，我們的個性扮演相當重要的角色。當然，就像「應對能力」一樣，我們雖然也常聽到「個性」這個詞，不過，依然需要一個正式的定義：

「個性」是包含心理與生理特質的動態系統，這些特質都隱藏在個人的思考、行為與感覺等模式中。

更廣泛地說，個性是讓一個人回歸本性，成為獨特的個體。研究顯示，有些類型的個性比其他類型擁有更好的應對能力。比方說，擁有盡責、外向、正面態度（樂觀）和樂於接受挑戰等特質的人，更擅長應付逆境。相反地，擁有焦慮不安、恐懼、情緒起伏不定和憂心忡忡等特質的人，往往應對逆境的能力較差。

個性與應對能力是兩種獨立的概念，然而，彼此卻互相作用，不僅影響你對逆境的反應，你的身體、心理與靈性的健康也會受到影響。你處理疼痛的方式很可能取決於你的個性類型。

在這一章，我們將檢視應對能力與個性之間的關係，並探索如何辨識你自己的應對風格。

應對逆境的能力

每當你試圖完成一項任務，你都在運用你的能力，把注意力放在任務上，並且保持專注。這項能力名為「認知控制」（cognitive control）。大腦執行任務的區域（前額葉皮質區）運用認知控制，讓我們的心智盡可能善用當下現有的資訊與知覺，做出最好的決定。認知控制的機制讓我們得以避免一時衝動，例如恐懼、憤怒、難堪、逃避與渴望。

舉例來說，請試著回想你因為某人的話而感到難堪的時候。你立即的反應多半是逃跑或口頭反擊、肢體反擊。但是，你應該考慮的反而是其他事，例如當下的情況、對方的行為、使你難堪的言論內容、你的行動可能造成的後果，以及你未來的目標。你因應情勢，做出更好的選擇。這就是運用認知控制。認知控制包括這些心理能力：考慮大局，更廣泛地關注一切，採取相應的行動。不同的人擁有不同程度的認知控制，而控制變數的數量則取決於其他因素。

人類的「衝動」與認知控制正好相反，因為衝動行事意味著憑本能行動（未經思索）。比方說，當一個人心裡感到痛苦，第一個衝動很可能是不計代價，尋找最簡易的方式逃避痛苦，完全沒有考慮到後果。在上述的例子中，一個行事衝動的人很可能一走了之（逃避難堪帶來的痛苦情緒），或是甩對方一記耳光（試圖避免後續的羞辱）。

我們都有過類似的經驗，這就叫「逃避行為」。但是，透過學習健康的應對技巧，加強我們的認知控制，我們就會漸漸明白，過去我們處理壓力源（疼痛）的老方法，得為疼痛負起大半的責任。我們或許也會醒悟，我們的行為引發的焦慮助長了大多數的疼痛。請試著回顧過去你採取逃避行為的時候，看看你能不能設法運用你的認知控制，創造更好的結果。

在大多數情況下，認知控制機制在大腦裡擁有執行控制的特權。這意味著它們握有優先權，可以抑制任何思緒或衝動。正如前述，認知控制可以匯聚足夠的心理資源來克服大多數逆境，但是，必須經過練習才能善用認知控制，最重要的是還要有練習的動機。我們將注意力放在哪裡、能夠獲得什麼成就，都取決於我們有沒有能力克服衝動，行事妥當。一旦成功做到這一點，我們的行動就出自「我」（主詞），或稱為「客觀的自我」，可以運用我們的能力採取行動。當我們獲得控制注意力的能力，我們同時也獲得介入局勢的能力，儘管剛開始或許看起來非常棘手，危機四伏，簡直就像不可能的任務。雖然過去可能避之唯恐不及，但只要我們有能力承擔局勢責任，就可以朝目標邁進，避免反射行為（或衝動）。運用認知控制可以讓我們避免誤判局勢，做出不當的決策。

我們對目標導向的行為通常會有一些期望。也就是說，我們期望自己的行動後果在很大程度上符合我們的預期。然而，並非事事都會如預期發生，一旦情況超出掌控，我們往往會感到憂慮與痛苦。我們不可能永遠都料得到事情何時發生。所以，舉例來說，你或許預料到送花給朋友的舉動會帶來回報，例如朋友會感謝你，或你和朋友之間的善意增加了。但是，讓我們假設，倘若你送了花，卻沒得到對方的感謝或謝禮。也就是說，你的目標導向行為帶來的結果出乎意料之外，無法預測。你當下立即的反應或許是憤怒、覺得遭到拒絕，或其他因為對方毫無謝意而引發的情緒痛苦。

當我們遇到逆境，事事都無法預測，也就是說，我們預期的情況並未發生，此時，唯有改變心態或轉化情緒的能力（這種能力名為「認知變通」〔Cognitive Flexibility〕），才能讓我們達到既定目標。在上述的例子中，如果你是思維僵化的人，你很可能會一直陷在憤怒與失望的情緒中，走不出來。但是，如果你有能力改變心態，運用認知變通的能力，你就可以想像，或許還有其他理由導致你的朋友沒有表達謝意，例如花沒送到朋友手中、朋友生病了、出遠門了或其他未知的問題。你甚至會明白，即使是你的朋友故意疏忽，你依然可以繼續關心朋友。當我們的預期並未成真，認知控制會改善我們轉變心態的能力。倘若少了這項能力，我們就會因為無法達到目標而感到負擔沉重。這往往會引發傷心、絕望、孤立等感受，覺得自己能力不足，自認為失敗者。這也會讓我們逃避可能帶來負面情緒的情況。

認知控制、認知變通與慢性疼痛

慢性疼痛會減損我們在認知控制與認知變通上的能力，畢竟大家往往認為慢性疼痛是無法掌控的不治之症。回想前幾章的內容，過去曾遭遇逆境的慢性疼痛患者，執行認知控制的能力已經變差了。過去持續不斷的壓力導致他們陷在「對抗或逃跑反應」太久，他們的「壓力籃子」已經太過沉重或早就破了。這意味著他們更可能衝動行事，無法運用剛剛提及的認知控制。愈多實際上或察覺到的情況引發壓力，代表痛苦也會愈多，我們通常想要逃避痛苦，但這種逃避的心態將帶來更多壓力。由於新經驗的後果（期望）比較難預測，慢性疼痛患者就更想逃避這種經驗。因此，舉例來說，自從前大學網球選手　患有嚴重的腰痛之後，她就極力避免嘗試新動作，不肯非常緩慢地揮動網球拍，即使她過去曾用同樣的動作擊敗對手。新嘗試的後果難以預料，而不可預期的無常會引發恐懼與壓力。（剛開始）她不願意敞開心胸，接受新行為。

長期遭遇逆境、患有慢性壓力與慢性疼痛的人，他們的特徵是無法接受新行為。這是可以理解的，背後也有一定的邏輯：新行為很可能導致無法預料的未知結果，而且也許不會成功。儘管如此，替代方案更糟：重複同樣的行為，只會導致同樣的結果或更糟的後果重複發生。而且，唯有對新經驗保持開放，才能改善認知控制與認知變通，進而加強應對能力。

當人們害怕新經驗，只要保持心胸開放，瞭解剛開始嘗試的時候多半不會成功，並學習不要把這當成個人的失敗，他們就會有意願嘗試。我們也可以把新活動拆解成幾個比較小的目標，這些目標更容易達成（比較可以預測），然後在規劃這些子目標時保持彈性，隨時應變。這些子目標是循序漸進的策略，最終可以幫助我們達到既定目標。舉例來說，J可以把她重回網球比賽的目標拆成許多子目標。其中一個子目標或許是先在腦海中多演練發球的動作。這個子目標很容易預測。如果她只是在腦子裡想想，多半不會造成傷害。或者，她的第一個目標也可以是握住球拍，輕輕捏球拍。只要靈活運用變通的思維，不論要想像多少可達成的子目標都可以，這些子目標將幫助她開始重拾失去的自信。

不論是投入子目標的能力，或在預期情況改變時放棄子目標的能力，都是應對能力的重要面向，將來可以為我們帶來正面的經驗，幫助我們避開負面的結果與情緒。

應對能力與壓力

一旦我們有能力處理壓力，就有可能成功地應對當下的局勢。我們可以把壓力視為一種逆境，當我們採取目標導向的行為時，往往就會產生壓力。我們面對意料之外的結局、事件與後果，最後可能導致失敗時，就會感到壓力（當然，意料之外的結局很可能是讓我們獲益的好事，但我們不知道——結局是無法預測的）。為了維持目標導向，有一點很重要，我們必須保有克服負面情緒的能力，例如挫敗感、憤怒、焦慮與恐懼。我們必須永遠關注大局。別忘了，抑制負面情緒的能力是一種認知控制的機制。只要能夠抑制那些情緒，我們就可以避免衝動行事，經過深思熟慮，盡可能做出最好的選擇，減少壓力的負擔。

我們以各種不同的方式回應壓力。這些應對風格對壓力有不同的影響，有時候會減少壓力，有時候卻讓情況更糟，完全取決於我們的反應。對慢性疼痛患者來說，選擇適當的回應，或許有助於控制疼痛與相關的焦慮感。

應對風格

當我們遇到逆境的時候，必須決定把注意力放在哪裡。舉例來說，我們是否只看到眼前立即的問題？我們想過可能導致的長期後果嗎？我們的恐懼與焦慮呢？我們關注的焦點會決定我們的應對風格。應對風格有很多種，包括針對問題的處理方式、全心投入的處理方式、避不處理的方式（亦稱為「迴避」）、隨機應變的處理方式、著重於意義的處理方式與積極主動的處理方式。

「針對問題的處理方式」指的是，在過程中把重點放在引發壓力的問題上。當我們採取這種應對風格時，我們會試圖消除壓力源，或乾脆避開，不然就是減少壓力源的影響力。如果我們做不到，就會引發嚴重的心理痛苦。「針對問題的處理方式」是把目標放在盡量減少壓力與伴隨而來的情緒。這種處理方式包含許多技巧，例如放鬆、自我安慰、尋求情感支持，或透過吼叫與哭泣等方式表達負面情緒。一旦「針對問題的處理方式」變得消極，可能包含的特點就變成老是把焦點放在負面思緒上，而這包括一再反覆思考與災難性思考。此外，也包含逃避、否認與痴心妄想。

這種處理方式的本質，往往取決於我們企圖在應對過程中達成的目標。比方說，如果我們的目標是獲得情感支持，那麼，我們就要把和壓力源有關的情緒表達出來。這可以減少負面壓力，讓我們有可能從更平靜的角度，以清楚的邏輯來思考問題，而這麼做可以帶給我們更好的應對之道，針對問題好好處理。

「全心投入的處理方式」指的是這樣的過程：主動面對壓力源，靠自己的能力處理壓力與相關的負面情緒。這種處理方式包括解決問題與重新建立架構（曾在第十章探討過）等策略。除此之外，可能還包含尋求情感支持、調整情緒、接受事實與重新評估情況。

「避不處理的方式」往往包含迴避，在這個過程中，我們試圖逃避痛苦，以及和壓力源有關的負面情緒。當我們察覺到威脅時，試圖避開危險與相關的情緒。這種處理方法可能包括一些反應，例如，否認、痴心妄想、逃避壓力與痛苦帶來的感受、假裝壓力源不存在，或乾脆一走了之，讓自己遠離充滿壓力的情況。不幸的是，避不處理只會讓我們把一切內化到心裡，帶來更多痛苦（壓力源從未消失）。這麼做通常無法起到減輕壓力的作用，而且，對持續存在的壓力源、我們對壓力源的看法與最終的結果均毫無助益。比方說，如果有個人面對壓力源的反應是精神恍惚或酩酊大醉，那麼，等這個人清醒之後，壓力源依然存在。通常我們逃避問題愈久，問題就變得愈棘手，等到最後我們想要解決時，剩下的選項就不多了。

矛盾的是，逃避往往會讓我們更常想起跟壓力有關的事，或增加我們的負面心情、焦慮與情緒。避不處理也會導致痛苦增加，表現出更多逃避的行為，例如濫用藥物、購物或賭博，損害社交品質與身心健康。這些行為會為健康與財務帶來負面的後果。避不處理的方式會讓我們放棄追求目標，因為害怕失敗與痛苦而妥協屈就；也會讓我們避免進一步，消極退縮，不肯拓展生活經驗。這一切後果加起來，就會引發更多負面情緒，帶來更多痛苦。

「隨機應變的處理方式」意指試圖控制與適應壓力。隨機應變的處理方式包括調整內心感受與策略的能力，藉此來處理壓力源。這種應對風格可能包含自我克制與情緒的調節（或調整）。自我克制包含運用認知控制來密切注意我們的思緒、舉動與行為。為了做到這一點，在內心的念頭轉變成反射動作（自動反應）之前，我們必須有能力密切注意這些思緒。這需要練習，而且，這可以變成一種健康的行為，讓我們在試圖解決與別人之間的衝突時，不會屈服於怒氣；這也可以變成一種自我防衛的行為，讓我們調整心情，克制情緒，避免受到傷害。情緒的調節包含透過認知控制密切注意我們的內在感受與情緒。這也需要練習，我們必須培養密切注意內在感知的能力。重新界定情況與調整目標，是最有用的兩種調整方式。

「著重於意義的處理方式」試圖從充滿壓力的情況提煉出正面的意義。這種處理方式可概括成幾個面向，其中之一是讓注意力聚集在一個焦點上。當一個人能夠把注意力放在與壓力源有關的各個層面上，評估自己一旦遇到這個壓力源會發生什麼好事，那麼，他或她就可以從經歷中獲得正面的意義了。舉例來說，有些人經常會探討有些遭遇如何幫助他們學習成長，即使是負面的遭遇。這麼做幫助他們為充滿壓力與痛苦的事件賦予意義。我們可以透過這樣的方式，加強這方面的練習：使用正面的回饋意見與正面的情緒、感受，來釐清我們對事件的解讀或從壓力源推想出來的意義。

「積極主動的處理方式」指的是準備好面對可能的壓力源。這個方法幫助我們在禍害發生前先解除危機。我們採取這種處理方式時，通常會針對問題，而且，這種方式包含累積有用的資源，以便在壓力事件發生前，先控制相關的情緒與認知。「積極主動的處理方式」讓我們預測未來的結果，防患於未然，這樣一來，不論結果如何，都不會令我們招架不住，造成太過沉重的壓力。這種處理方法也涵蓋一些避免危機擴大的策略，好讓我們在察覺危機時能夠運用認知控制，避免威脅擴大的感覺。

舉例來說，即使我們已經控制慢性疼痛的病情，我們還是必須做好未來再度疼痛的準備。一旦任何新的疼痛朝我們席捲而來，所有與慢性疼痛相關的恐懼與感受就會再度倏然來襲。在這個例子裡，「積極主動的處理方式」意味著做好準備，運用認知控制改變看事情的角度，調整之前與慢性疼痛有關的負面思緒與情緒。一旦採取積極主動的處理方式，我們已經針對未來的疼痛做好準備，透過這樣的計畫，我們得以減輕疼痛，而且是以健康的方式處理疼痛，不是以恐懼、逃避與更多痛苦來回應。

現在請花點時間判斷你採取的是哪一種處理策略：

- 針對問題的處理方式
- 全心投入的處理方式
- 避不處理的方式（亦稱為「迴避」）
- 隨機應變的處理方式
- 著重於意義的處理方式
- 積極主動的處理方式

想一想你使用每種應對策略的時候，然後問自己，這項應對策略是你面對引發壓力的人或事產生的自動反應，還是你經過思考之後的選擇？換句話說，當你決定採取哪一種應對策略時，選擇權是在你的手中，還是由壓力源控制？

我們大多數人的認知工具包裡已經蒐集了許多應對策略。如果這些應對策略已經變成習慣，往往就很難辨識出我們用的是哪種策略。因此，這一點很重要，你必須讓自己置身於新情勢，再試著認清你如何處理這些情況。

人格特質與應對風格

正如你所見，有各種方式可以應付逆境與壓力，其中一些方式更為有效。但是，為什麼有些人應對的方式與其他人不同呢？我們都知道，有些人甚至把一些重大的挫折視為機會，而非失敗。而且，我們也都知道，對有些人來說，光是被紙割到，就足以毀了他們的一天。顯然，這兩種人以不同的觀點解讀他們世界裡發生的事。雖然我們的行事風格並未完全根植於個性中，但我們對事件的感覺與觀點和人格特質有關。有些人格特質往往會採取成功的應對方式，其他人格特質則採取不成功的應對方式。我們接下來先回顧這些人格特質，然後檢視它們對應對風格的影響。

人格特質

就像畫家可以用一些顏色調出層出不窮的色調與色彩，人類似乎也把一些人格特質混合，調配出各種行為、體驗與解讀世界的方式。以下列舉一些人格特質，你肯定會在自己與他人身上看到這些特質。這些特質包括外向（或「活潑開朗」）、神經質（容易產生負面情緒）、待人和善（往往富有同情心，親切友善）、自律盡責（行事井井有條，值得信賴）、樂觀（凡事看光明面）與敞開心胸接受新事物（或好奇）。

「外向」，你也可以想成「活潑開朗」，和自信、積極使用能量有關。人們可能會把這種特質視為優勢、自信、力量與善於交際。若能瞭解我們常用什麼方式來執行計畫，有助於決定我們是不是外向的人。比方說，外向的人在努力執行既定計畫時鮮少逃避現實。這些個性通常可以幫助一個人好好應付逆境。

「神經質」的特徵是焦慮、恐懼、情緒起伏不定、憂心忡忡、羨慕、挫折、嫉妒、沮喪與孤僻。神經質的人相當容易心煩意亂，愁眉苦臉。他們往往因為誤判形勢，以為自己面臨威脅而焦慮不安（比方說，看到陌生人投來目光，就以為對方即將攻擊自己）。這樣一來，當情況變棘手的時候，神經質就會直接和逃避退卻畫上等號。在某些情況下，神經質也和自卑、自大、很難自我期許有關。這些期許和個人對他人的期望往往大不相同。一個神經質的人不容易處理壓力。

「待人和善」是表示友善、樂於助人與體諒的能力，還有試著取悅別人，同時克制自己的負面情緒。和善的人通常願意考慮與瞭解別人的觀點。和善的人很少因為別人的舉動而生氣，也不太會因為別人意見不同就發火。即使他們察覺別人的行為與自己不同、未經過認真思考或愚蠢無知，他們通常也會容忍對方的行為。不過，待人和善的特質也有陰暗的一面，比方說，和善的人一味迎合別人，不肯表達自己的喜好，或壓抑真正的感受。待人和善的相反是反抗與敵對的特質，以及沒有能力處理社交衝突。

「自律盡責」是克制衝動與負面行為的能力，同時秉持負責任、深思熟慮與可靠的行事態度。「待人和善」與「自律盡責」有很多相似之處。兩者都建議人擁有開闊的眼界。一旦人們對所有際遇都抱持開放的態度，他們就能成為好學生，保持求知欲，持續學習；即使感到不快或受到威脅，他們也不會把這些經驗拒於門外。這些特質可以讓人們提升思考能力與理解力。此外，這些特質不只和好奇心、變通能力、想像力有關，還涉及全心全意投入個人體驗與社交經驗的意願。「自律盡責」是很好的應對能力。

「樂觀」（保持正面看法）包括自信，以及從別人身上與事件當中看到優點的能力。樂觀讓一個人超越負面遭遇，牢記未來一定會有好事發生。樂觀與悲觀完全相反，悲觀的人相信凡事最後多半都會變成壞事。樂觀是很重要的特質，可以為人們帶來成功的應對之道，並大大減少一個人的痛苦。

「對一切際遇和改變都敞開心胸接受」是對世界抱持廣泛的好奇心。這種人格特質包括對情緒性的體驗抱持開放態度、敏銳的美感與願意嘗試新事物。如果一個人沒有對自己的遭遇敞開心胸，他往往會偏好熟悉的情況，而非新事物，而且可能會抗拒改變。

人格特質如何影響應對方式

我們的人格特質影響許多事，包括我們多常讓自己置身於充滿壓力的情況下、我們願意面對什麼類型的壓力，以及我們如何看待那些經驗。世上沒有人只具備一種人格特質，完全沒有摻雜其他人格特質。我們都是由不同特質混合而成，而這些人格的組合會影響我們處理壓力的方式。

「外向」和對獎賞敏感、正面情緒、善於交際與自負有關。這些特質幫助人們堅持不懈地解決問題。不過，如果外向的人太依賴外在獎賞帶來的自我價值感，也會引發壓力。外向的人有能力改變他們處理資訊的方式，這樣一來，他們面對壓力源時就會更容易適應。因此，他們可以改變認知基模。他們能夠重新建構認知基模，改變自己對別人的觀感，這兩種能力幫助外向的人發展出強大的社交網絡與社交支持，而這也有助於應付逆境。

「神經質」往往傾向負面情緒，老是因為不好的預感而陷入個人壓力中，常常誤以為形勢岌岌可危。隨著這種特質出現的情況是欠缺應變資源，或根本沒有資源可用。高度神經質但自律能力（即可靠的計畫能力）低的人，將許多情況都視為危機，壓力比一般人更大。神經質與恐懼、悲傷、苦惱與強烈的生理反應（physiological arousal）有關。有神經質傾向的人，往往會著重於情緒化的處事方法與避不處理的方式。或許我們可以把避不處理視為暫時解除壓力。強烈的生理反應會妨礙人們使用全心投入的應對策略，畢竟那需要謹慎的計畫。負面情緒會讓人難以正面思考、重新建構認知。

「待人和善」的人傾向對人友善，富有同情心；比較少遇到人際衝突，因此社交壓力也比較小，但是，若把待人和善當作避免衝突的策略，則屬例外，那樣反而會引發更多壓力。然而，待人和善通常需要對別人有很大的信任與關心。透過這項人格特質，往往可以預測這個人擁有的社交支持程度。當我們面對逆境時，擁有愈多社交支持，就擁有愈多應變資源。

「自律盡責」往往讓人感到壓力更大，因為自律的人對自己有更高的期許，通常會挺身面對壓力更大的情況。然而，有些壓力是可以預期的，他們也會針對這種情況進行計畫，避免衝動行事。這麼做可以減少人際關係、財務狀況與健康的問題。克制情緒的能力與自律盡責息息相關。因此，擁有這項特質的人，更可能成功重新建立思考架構，而且更容易擺脫或抑制負面思緒。

「樂觀」包含懷抱期望，相信努力就會有好報。和樂觀正相關的應對風格，包括解決問題與重新建立思考架構。在所有人格特質中，顯然樂觀始終是最好的特質與適應力最強的特質。相反地，悲觀（凡事往壞處想）的人更可能採取避不處理或迴避的應對策略。

「心胸開放」，或對新事物抱持開放態度，往往包含富有想像力、創意十足、好奇心旺盛、變通能力強，而且非常容易察覺一個人對新活動與新點子的內在感受。以開放的心態探索世界，嘗試新的應對策略，對於我們處理壓力源有正面的效果。一旦人們常常改變自己的應對策略，他們就會變得比較願意尋找最好的方式來處理特定的壓力源。

當然，這些特質可以合併起來發揮作用，影響我們把事件視為契機或危機；這些特質也可以決定我們應付逆境的方式，不論我們選擇避不處理和迴避，還是全心投入，解決問題；此外，當我們思考自己付出努力會得到什麼樣的結果時，這些特質可以影響我們對成果的期望。外向、自律與開放，這三種特質全都涉及把事件視為挑戰而非威脅的能力。這些特質也和一種能力有關：對眼前的情況有正面評價，並且積極運用應變資源。

以主動投入的方式回應壓力源的人，使用的方法包括重新建立架構、觀點與策略。正是因為如此，樂觀、開放、和善、自律與外向等特質才會大有益處。樂觀的人相信一個人的行為舉止會帶來好結果，自律的人擅長計畫，克制情緒。和善的人在處理任何情緒上的壓力時，擁有更多的社交支持，對人也更有同情心，能夠以同理心來看待充滿壓力的事件。這些特質讓我們更容易重新建立架構與觀點，同時克制情緒，計畫朝下一個目標邁進。

相反地，神經質會導致人們在處理壓力時選擇避不處理的方式，而不是重新建立架構與克制情緒。避不處理的方式牽涉到否認策略、成癮物質的使用與其他迴避手段，例如痴心妄想與退縮；這種處理方式也會讓人對痛苦的感覺更強烈，沒有能力處理痛苦。

所以，正如你所見，不同的特質以各種方式結合在一起，用引人入勝的方式影響我們的應對風格。不過，我們對自己的反應還是有一定的控制能力。

結論

在身心健康、人格特質與應對策略之間有種關係。本身特質比較偏向外向、自律、和善、開放與樂觀的人，更擅長處理壓力。相反地，比較容易神經質、焦慮與沮喪的人，更可能仰賴無法應變的應對策略。這些特質也和慢性疼痛、濫用成癮物質有關。

遇到逆境或壓力的時候，採取隨機應變的應對策略，將決定你能否成功放下慢性疼痛的重擔。你必須開始分析自己使用哪種應對策略來處理壓力源，以及這些策略對你的內在狀態造成什麼樣的影響，這一點很重要。認知控制機制可以為我們帶來成功的應對策略，如果能夠啟動這個機制，你處理痛苦的能力就可以大大提升。

關於人們如何處理壓力、人格特質如何和應對風格相互作用，你已經在本章學到許多。儘管如此，這不等於你必須改變自己的個性。這些特質，我們身上多少都有一點。我們可以學習加強其中一項特質，藉此開始採取更能隨機應變的應對策略。出於這個理由，我才建議回顧第九章，你在那一章進行過簡單的呼吸練習。正如我所言，這項練習有助於你進入超我的心智。這項練習加上第二部收錄的其他靜心練習，都將幫助你學習觀察自己目前的應對策略與情緒反應，好讓你開始朝更隨機應變的方向邁進。

釐清自己的人格特質，誠實評估你的應對風格，是學習處理慢性疼痛的重要步驟。到了下一章，當我們為你即將進行的練習做完準備，你就會朝那個方向踏出下一步。我們曾經提到，對慢性疼痛患者來說，最好的應對策略是表現出你可以克服痛苦的樂觀態度。第二部的練習是設計來幫助你建立自信與樂觀的態度，好讓你免於疼痛之苦。

第15章

感覺

一本探討慢性疼痛的書籍，若沒提到感覺能力，就不算完整了。「感覺」這個詞的意義會因應情況而改變，所以，讓我們先從定義開始吧。

在這本書裡，「感覺」意味著感知你身體裡面的感覺與能量。

這個定義很重要，因為正如我們在整本書討論的內容，逆境會對你造成巨大的影響，包括你感覺到多少痛苦、痛苦如何影響你，以及你身上罹患的慢性疼痛病情發展。然而，大多數時候，當你詢問慢性疼痛患者感覺如何時，他們除了說「我很痛」，很難說出其他答案。既然他們沒有其他感覺，他們唯一能告訴你的就是痛覺。他們之中有許多人和其他大部分感覺都失去了連結，儘管如此，身體依然是大量感覺駐紮的基地。

你很快就會開始進行練習，必須瞭解大量資訊儲存在你的身體裡面，但是，那些資訊只是單純的經驗，並未經過明智的解讀。我的意思是，這不是智識心智的功能，而是超我的功能。

我希望你已經在進行第九章提到的呼吸練習，而且透過練習，你開始有了概念，瞭解如何跳脫智識心智，把注意力放在身體內部的感知與能量上。再加上第二部的正念練習，你將學會如何讓心平靜下來，愈來愈熟練地把注意力放在身體內部的感覺上。這是非常重要的嘗試，只是，經過這麼多年來每天都被智識心智與情緒心智的需求牽著鼻子走，你必須花點時間才能讓心平靜下來。我的意思並不是說處於情緒心智與智識心智的狀態下是壞事。正如我們先前學到的，這兩種心智都有其存在的目的，而且是我們本質的一部分，造就我們是誰。只是，一旦這變成你瞭解身體與世界的唯一方式，尤其是人生逆境完全主宰了你的思緒與感覺時，就會產生問題。你要對自己有耐心，信任你的身心靈與生俱來的智慧，具有自我意識與療癒自己的能力。

所以，讓我們繼續描述你身體裡面「對事物的感覺」究竟代表什麼意思吧。我們將從此處開始察看是什麼阻止我們去感覺。

外在知覺與內在知覺

讓我們扼要重述前面章節的重點。我們的大腦與心靈本身就有從外在環境接收訊息的能力。這項能力名為「感知」，透過特定的大腦區域，讓我們得以感知這個世界。這個功能如此重要，以致於大腦裡面有整個腦葉負責視覺，而不同腦葉的重要部位則各自負責聽力、味覺、嗅覺與觸覺。

我們可以感知的環境至少有兩種：外在世界（我們對周遭的感知）與內在世界（我們內在的感知）。

對外在世界的感知過程，稱為「外在知覺」（exteroception）。我們很幸運，有能力去看、聽、碰觸與感覺、品嘗滋味與聞到味道。因此，我們能夠從心智和大腦處理的資訊中擷取豐富的訊息。如果你好好思考個中訊息，我們的外在環境有這麼多資訊，以致於大腦和心智必須有能力判斷哪些資訊最重要，專注於那方面的資訊。倘若我們少了這項能力，我們的心智就會陷入一片混亂——亦即「資訊超載」。因此，我們的大腦和心智有能力選擇要留意哪些外在環境的資訊，以便隨時都能符合我們的需求，達到目標。

我們也有能力把注意力放在身體裡面的世界——也就是內在世界。這個過程名為「內在知覺」（interoception）。我們的身體裡面隨時都蘊藏著豐富的資訊，但大多數人鮮少留意。這會變成問題，尤其是當我們罹患慢性疼痛時，因為此時，我們正學習專注於內在環境與可用的資訊，幫助自己痊癒。真正的痊癒是可能發生的，等你開始做這些練習，變成生活的例行公事之後，發生在你身上的轉變就是最好的證明。有些人無法專注於自己的內在環境，因為他們從來都不知道這麼做很重要（尤其我們身處崇尚外在物質的文化裡），或者他們害怕自己在內在世界的發現；有些人雖然曾經和內在的自己有過那種程度的連結，卻因為痛苦或受到外在世界的吸引而分心了，失去這項能力。對慢性疼痛患者來說，情況尤其如此。現在，讓我們檢視為何人們無法感知身體裡面的世界。

我為什麼沒有感覺？

我常問患者他們為什麼沒辦法感覺——為什麼他們拙於感應身體裡面的感知。有趣的是，大多數人從未想過這個問題，也不曾思考過留意身體內的感受有多重要。雖然我們生來就具備這種天賦，但自從「長大成人」以後，我們很可能有很長一段時間不曾留意自己身體裡面的感受，反而把注意力全都放在外在世界，失去專注於內在感知的能力。

還有另一個原因導致我們失去這項天賦——對我們來說，內在感知似乎太難處理了。對那些受到逆境擊垮的人來說，更是如此。我在第十四章曾提過，典型的處理機制是迴避。當我們面對非常痛苦的遭遇，隨著這些遭遇陷入負面情緒造成的苦海時，我們往往會選擇迴避。與負面情緒息息相關的身體反應，對我們來說可能太難承受，於是我們決定漠視身體裡面的感覺。我們談過這種方法如何導致大量的痛苦。然而，持續有意識或無意識地試圖避免感覺身體裡面的感知與能量，同時是慢性疼痛長久不癒的因與果。

每一次，當我環顧室內，詢問疼痛小組的病人，他們把多少注意力放在身體裡面蘊藏的訊息上，我得到的回答基本上只有一個——身體裡面只有疼痛，他們寧願不要意識到這種訊息。他們完全沒有把注意力放在其他訊息上，所以，他們只感覺到疼痛的感知，完全忽視或否認身體裡面蘊藏其他豐富資訊。

我懷疑這個問題的部分原因來自，我們年幼時進入強調智識心智發展的教育系統。固然，我們必須好好關注自己與孩子的智識發展，而終生保持求知欲是創造正面神經可塑性的關鍵。然而，倘若我們漠視身體內部的訊號，遲早我們的身體調適負荷量會大到難以承受，慢性疼痛變成無可避免的問題。而且，漠視內在環境會影響我們的「基模」——亦即我們的心智如何規劃接收到的訊息。之所以發生這種情況，是因為經過內化的情緒引發壓力，影響我們處理資訊的方式，於是，大腦的反應大多出於反射作用，而非深思熟慮的結果。

當我們展開第二部的練習時，必須瞭解一個重點：透過學習解讀這些訊息，你就可以開始把身體的能力還給身體，釋放你身上的壓力與重擔，自然達到平衡的狀態。

我為什麼沒有感覺？

曾幾何時，我們下定決心，不再留意身體內部的訊息；基本上，這就是在說我們不想再有任何感覺了。

觀察慢性疼痛患者超過十年之後，我的結論是，許多病人漸漸相信專注於內在感覺是很痛苦的事。他們困在一種自傳敘事中，把這些內在感覺全都界定為痛苦，而實際上，痛苦就存在於自傳敘事中。別忘了，自傳敘事是解讀與判斷的發源地，而慢性疼痛患者的解讀與判斷大多是負面的。

關注身體內部的資訊，並不是天生就會帶來痛苦的。那些資訊只是由感知與能量組成。然而，我們常常選擇讓意識停留在蘊含所有痛苦的自傳敘事裡。對慢性疼痛患者來說，在這個故事裡，除了痛苦，沒有其他訊息。存在於身體內部的感知能量本身沒有任何判斷，但自傳敘事裡卻有大量的判斷。把注意力轉移到那些感知與能量，就是你即將展開的練習重點。

我為什麼沒有感覺？

我們現在來總結這本書的資訊與理論。謝謝你和我一起堅持下來。我們已經涵蓋了許多通常很複雜的新術語和新概念，不過，全部歸結起來，也不過就是一個簡單的課題：你的內在本身就有能力讓自己擺脫慢性疼痛，回到正常生活。

現在來回顧一下我們的思路如何進展到這個結論。當疼痛演變成慢性時，身體組織受傷與疼痛之間通常沒有直接關係。慢性疼痛是大腦與心智的疾病，而我們檢視了大腦與心智的哪些方面會受到慢性疼痛影響。不只大腦的結構與功能產生變化，心智用來處理資訊的基模也改變了。

我們一生遭遇的逆境不只在當下引發壓力，還會演變成慢性壓力，這些壓力深深影響了慢性疼痛的病情進展。此外，壓力也會大大影響我們的自傳敘事，讓敘事內容少了樂觀，多了負面陳述。我們應該有能力選擇自己想要處於什麼心智中，但是，慢性疼痛往往把我們困在智識心智或情緒心智裡。這讓我們遠離超我，然而，唯有那部分的心智才能平靜客觀地觀察我們的感知、思緒與情緒。慢性疼痛限制了認知控制的構成要素，我們的變通能力也因此受限。

最重要的是，只要我們處於平衡狀態，身心靈就有療癒的能力。只是，如果我們希望這種事發生，我們就必須練習取得平衡。看起來你好像非得回學校惡補一下不可，才能準備好做這些練習。我向你保證，我之所以把這一切資訊攤開在你面前，並不是為了要你學習許多新觀念，知識本身不是主要目的。你目前學到的一切，已經讓你的大腦與心智準備好從本書第二部的練習中獲益。我從病人身上學到，只要瞭解大腦、心智與身體的狀況，就能讓這些練習做起來更容易。

當我們往下進行的時候，這些練習的重點之一是讓心平靜下來。我們的心之所以很難平靜下來，大半是因為我們把痛苦的情緒內化到心裡；這些情緒卡在我們的身體裡面。傳統中醫的主要目標就是治療這種情況，而這也是我身為氣功修練者的目標。不論你是罹患慢性疼痛、對一些痛苦的感覺與遭遇一無所知、大多活在智識心智與情緒心智中，還是你的自傳敘事往往把負面的陰影投射在所有資訊上，這些全都不是你的錯。這只是發生在你身上的際遇產生的作用，此外，你一直以來被教導（或沒被教導）的處理方式，還有許多其他因素，也都是罪魁禍首。就連認為「一切都是我的錯」也是那種模式的一部分，現在是時候放下這種想法了。這些練習將會幫助你。

你只需要每天都花一點時間全心投入練習，堅持到底，就能成功完成所有練習。這些練習能夠改變你的人生。我不僅在許多人身上見證這種改變，自己也親身經歷過。讓我們繼續往前邁進，一舉克服慢性疼痛和痛苦吧！

第二部

我們如何痊癒？

——練習篇——

關於這些練習

接下來的練習是特別設計來幫助你克服慢性疼痛的。大部分練習都是以氣功哲學為基礎，這種中國的訓練整合了身體姿勢、呼吸、心神集中和匯聚能量等方法。其他則是「思考」練習，將會幫助你做好準備，迎接體驗式練習。在進入練習的主題之前，我們先來探究這些練習的基本原則。

第一原則是，大腦、心智與身體具有療癒的能力。

第二原則是，透過觀察能量或氣，你可以運用自身的能力達到療癒效果。這裡的「氣」指的是「生命能量」。

第三原則是，你必須運用呼吸和動作讓心平靜下來，才能達到療癒效果。所謂「動作」，除了身體的動作，還包括體內流動的能量。既然在一本書裡教你身體動作是不切實際的事，我們將會把重點放在能量的流動上。

第四原則是，每個人都必須學習客觀地觀察（passive observation）。這代表你只能單純觀察，讓訊息透過直接經驗流向你。為了做到這一點，你必須心平氣和、有療癒的意願。一旦心平靜下來，你就可以讓身體啟動天生的機制來療癒自己。當你心靈平靜的時候，你就可以讓訊息朝你而來，不需要到智識心智裡翻找訊息。

第五原則是，你必須允許自己痊癒。方法包括停止主動掌控、讓心平靜下來、允許自己啟動與生俱來的療癒機制。

第五原則是，你必須學習運用意圖。所謂「意圖」，是單純希望事情發生的意願或目的。這並不是指你採取刻意行為，主動參與整件事。這是很微妙的過程，你唯一要做的事就是擁有療癒的意圖，讓心平靜下來，允許療癒的過程自然發生。別忘了，你的身心靈想要療癒，當我們踏上這條路時，療癒的意圖是最重要的隨身行囊。

只要你可以心平氣和，安撫壓力反應，觀察能量，你的注意力焦點就再也不會停留在疼痛上了。這些練習是設計來幫助你讓心智、大腦、身體與靈性達到平衡。即使你現在覺得不合理也沒關係，等你實際進行練習時，這些原則就會愈來愈清楚。

為了讓這些練習發揮最大的效用，你必須下定決心規律地練習。你也必須下決定，你將允許自己的身體痊癒。這意味著放棄判斷與掌控，只要允許你的身體使用與生俱來的療癒機制就好。我們的身體具有智慧，就像心智具有智慧一樣，但是，為了讓身體運用自身的智慧來進行療癒，你必須讓心平靜下來。一旦你的腦海中充滿判斷與評價的念頭，這些思緒就會成為絆腳石，把你困在情緒心智或智識心智中。你的療癒能力會因此受限。

我已經說過哪些練習每天做最有效，哪些練習只在需要的時候進行就好。你可以把練習6「呼吸」當成其他每日練習的基礎。等你愈來愈熟悉這些練習，能夠從容自在地應用之後，再加入其他練習。

練習1到4屬於預備練習，一開始會很有幫助，讓你瞭解究竟是什麼讓你困在疼痛中、你可以如何著手清除這些重擔、讓心平靜下來。我們開始吧！

練習 1

面對疼痛

首先，我們從學習面對疼痛開始。或許你已經放任疼痛控制你的生活。那就是疼痛的目的。雖然不是你的錯，但你終究會漸漸感到厭煩。你多半已經聽專家說過疼痛永遠存在，無法克服。然而，你已經在這本書學到疼痛是大腦、身體與心智的疾病。此外，大腦、身體與心智是可以改變的，事實上，改變的可能性還很大。我們可以幫身體變強壯，但我們最終必須改變的還是大腦與心智。你必須積極地參與這個過程。這項練習將幫助你起步。

面對疼痛的練習

我希望你想像慢性疼痛正直接對你朗誦下面這首詩。我希望你好好感覺一下，當你閱讀這首詩的時候，心裡出現什麼樣的情緒。為了做到這一點，你必須把疼痛當成實體看待，好讓你可以面對與克服疼痛。你應該把疼痛當成敵人。以下是我和太太十年前創作的詩：

慢性疼痛

我是你的疼痛。
你必須讓我進去你的身體，
而且我會待在這裡。
我將吞噬你，
耗盡你的精力與思緒。
我將控制你的人生；

我永遠不會離開；
我將阻止你成為自己；
我將控制你的情緒；
我將偷走你的睡眠；
我將帶你遠離家人；
我將從你的朋友身邊偷走你。
有時你可能覺得我好像離開了，
但我永遠都會回到你身邊。
我對你毫無敬意，
但你必須以我為尊。
我將讓你焦慮不安。
我將讓你毫無把握。
當你變弱的時候，我的力量就會增強。
我將讓你感到孤單；
我將毀了你的價值感；

你的快樂由我控制；
你無路可逃。
沒有人知道我對你做了什麼事。
我可以讓你絕望。
趁一切還未太遲之前，挺身面對我吧！

現在是你回覆的時候了。去找個安全的地方，在那裡，你可以獨處，遠離其他人。閉上雙眼，自己好好體會這首詩帶給你的情緒。現在，告訴疼痛你確切的感覺，彷彿疼痛就站在你眼前，或坐在你正對面。你不妨大聲喊出來、尖叫或用力捶打枕頭，需要多情緒化就多情緒化。不要有所保留，別把任何悲傷和憤怒憋在心裡，不論你有什麼情緒，全都發洩出來。如果這麼做有幫助，你可以要求你信任的熟人坐在你面前，例如配偶或伴侶、親人、好友或指導老師，想像這個人就是疼痛。你必須確認你和這個人可以完全自在地相處。如果你擔心這個人面對你強烈的情緒會產生什麼反應，或者你覺得在處理這些情緒時需要專業的協助，你可以找一位合格的治療師陪你做這項練習。你可以對你的疼痛暢所欲言。我們在本書中老是說不要批判，叫你放棄控制，但是，在進行這項練習的時候，你應該批判疼痛，表達你的情緒。

多久練習一次

盡量常做這項練習，直到你覺得自己已經坦然面對疼痛，再也不害怕，從此脫離疼痛的掌控為止。你也可以透過有創意的表達方式，為這些情緒尋找出口，例如音樂、繪畫，或做些耗體力的活動，直到你累到不能動為止。你將有計畫地回擊，並且成功戰勝疼痛。

●

這項練習幫助你改變自我認知，從被動忍受疼痛的人，變成準備好打敗疼痛而主動出擊的人。

練習2

關於基模

你可能還記得，基模是心智用來處理資訊的規則。逆境、過去的痛苦與目前的痛苦，都會對基模造成巨大的影響。重要的是，你必須開始試著釐清你的基模受到怎樣的影響，因為如果基模的運作不是處於最佳狀態的話，痛苦就會增加。由於你的自傳敘事愈來愈負面，老是連結到痛苦與疼痛，才會發生這種情況。

基模的練習

308頁與309頁有個表格，列出許多詞彙。其中一組詞彙偏向正面，其他詞彙則偏向負面。請你好好檢視這些詞彙，針對你當天多常出現那些詞彙描述的念頭與情緒進行評分，每天都要做一次。我們使用的評分等級是：常常、有時候和從來沒有。

這項練習將幫助你瞭解你的心智如何處理資訊，以及這個處理過程如何促進疼痛。如果一天下來，你大部分的時間都跟負面詞彙扯上關係，現在是時候意識到這一點了。你可以積極發揮你的能力，改變念頭，克服這些基模類型。

有些詞彙隱約具有負面的涵義，如果你的思緒和這些詞彙有關，你應該開始改變想法。為了做到這一點，首先你必須留意這些負面思緒，然後把注意力放在正面思緒上。這就是你練習運用認知控制的方式——認知控制是一種能力，讓你可以把注意力放在想要的事物上。運用認知控制來轉變你的想法，朝更樂觀正面的人生邁進。我們將在練習3做更多這方面的練習。現在，你只要開始運用下表釐清你一天下來多常浮現正面或負面的念頭就好。每一天結束之際，在每個詞彙的正確欄位畫線標記。根據表中的範例，在一週裡面，這個人有一天常常保持警覺，其他六天則完全沒有警覺心。

基模的練習

	常常	有時候	從來沒有
保持警覺（範例）	★		★★★★★★
反思自省			
適應力強			
內心平靜			
具有明確的目標			
態度正面積極			
有效處理壓力			
自我寬恕			
渴望改變			
活在當下			
精力變好			
樂觀			
內在知覺（意識到你的內在世界）			
有同理心			
內心寧靜			
充滿自信			
心平氣和／連結感			

	常常	有時候	從來沒有
災難性思考（不祥的預感）			
害怕疼痛			
絕望			
訴諸理智			
感到壓力			
出於反射的念頭			
焦慮			
疲倦			
恐懼未來			
憤怒			
嚴厲的自我批判			
拙於處理壓力			
悲傷			
負面的內在對話			
對自己產生負面想法			
反覆思考			
自我懷疑			
沒有目的			

多久練習一次

剛開始練習的頭一個月，每天都要做這項練習。到那時候，你應該就能夠輕鬆分辨出具有負面涵義的思緒了。

●

這項練習是設計來幫助你認清自己花多少時間在處理負面想法上。和那些負面想法有關的情緒，很可能是導致你受苦的關鍵。

練習 3

克服負面基模

當負面基模影響你的思緒時，你最好和發生在你身體裡面的感知保持聯繫，這麼做會帶來很大的幫助。在大多數情況下，你感受到的將會是讓你難受的感知。你也會開始領悟，當你重複與負面基模有關的同樣思緒（亦即一再反覆思考），那些思緒往往會帶有負面的涵義（亦即災難性思考）。

改變基模的練習

在這項練習中，你將嘗試改變形塑你敘事觀點的基模。想一想，在練習2「關於基模」列舉的正面與負面詞彙中，你花多少時間在這些詞彙描述的思緒上。對於那些具有負面涵義的詞彙（以斜體標示的第二組詞彙），你必須試著瞭解什麼樣的基模導致你產生相關念頭。

下次當你留意到當下的念頭和負面基模有關，請積極阻止自己，意識到你正在使用負面基模。舉例來說，如果你正面對全新的經驗，或許是有新主管上任，而你滿腦子老想著事情一定會出錯，代表你正在反覆思考。請認清你正在反覆思考。如果你面對一項新任務，告訴自己你一定會失敗，代表你正在經歷自我懷疑、負面的內在敘事、對自己產生負面想法和嚴厲的自我批判。請認清你正在這麼做。

多久練習一次

請一直練習到你充分瞭解，然後每當你意識到自己又在使用負面基模時，能夠應用這個方法為止。你將會花上幾週時間，才能學會如何辨識你的負面基模。不論是反覆思考、災難性思考，還是其他負面基模，都會帶給你沉重的負擔。一旦你完成這項練習，你就可以放下大部分的重擔了。在這項練習中，你使用認知控制來克服導致疼痛的負面基模。好好控制注意力，運用這項能力來克服負面基模，並且重新建立架構，改變你看待與解讀世界的方式。

練習4

誰在掌控？

慢性疼痛患者往往竭盡所能地試圖掌控周遭環境。這種行為通常來自錯誤的信念，誤以為愈多事情在我們的掌控之下，我們就愈能保護自己。事實上，我們的掌控欲通常只會讓情況惡化。

停止掌控與判斷的練習

這項練習將教你專注於當下，這項技巧屬於「正念」的一部分。閉上雙眼，試著想像放棄掌控是怎麼一回事，即使只是一秒。為了做到這一點，你必須放棄判斷與評價。你只要允許自己停止判斷、不再試圖掌控就好，哪怕只是一秒。看看你會有什麼樣的感覺。你或許會立刻感到很大的自由，也或許需要多試幾次才有感覺。

多久練習一次

持續練習，直到你開始感到自由為止。

練習5

心智與正念

我之前說過，當我們的心平靜下來，我們就有能力體驗真實的感知，然而，我們個人的敘事所產生的思緒與情緒卻會妨礙這項能力。我們也探討過超我，以及擁有平靜的心是什麼樣的感覺。當你繼續進行這些練習，你將學習如何透過呼吸、觀看體內的能量，讓心平靜下來。

心智的練習

閉上眼睛，觀察你的思緒。你只需要讓念頭在你內心來來去去，好好觀察就好。請你試著檢視你的念頭，彷彿你正在看電影。只要瞭解觀察思緒是什麼感覺就好，不要沉浸在思緒中。

多久練習一次

每天持續練習，直到你瞭解單純觀看念頭來去是什麼感覺為止。

●

這是必要的練習，能夠幫助你漸漸瞭解不帶判斷的單純觀察是什麼感覺。你的心念很可能常常自顧自地轉個不停，帶給你一種不受控制的感覺。

正念是克服慢性疼痛非常重要的一環，包含不帶判斷或情感，專注於當下的能力。所謂「不帶判斷」，指的是並未在敘事內容貼上負面或正面的標籤，單純只是中立的觀察。至於「不帶情感」的意思是，並未讓敘事內容充滿偏頗的情緒，尤其是令人痛苦的負面情緒。換句話說，正念是從第三者的角度觀察的能力。這倒是很接近超我純粹體驗的觀點。

正念的練習

現在開始觀察你的思緒內容與涵義，看看它們如何影響你的感覺。試著閉上眼睛一秒鐘，不帶判斷或情感地觀看自己。觀察那是什麼感覺。有些人會感覺自己突然往下墜落，簡直就像摔下懸崖，整個人穿過空氣自由落下。如果你沒辦法做這項練習，覺得繼續進行下去讓你感覺不太舒服，你或許需要徵求靜心團體、教師或指導老師的幫助，因為他們熟悉靜心冥想的練習，可以引導你完成練習，直到你能夠觀看自己的思緒為止。最好的引導人選是熟悉氣功的人。

多久練習一次

從早到晚都盡量找時間常常練習不帶判斷地觀察你的思緒，直到你感到舒服自在為止。這將帶領你更接近全神貫注的狀態。你進行這項練習的時候，記得要留意自我批判的任何線索。我們甚至還會發現自己在指責我們批判的行為，額外增加好幾層不必要的壓力。一旦發生這種情況，你只需要退一步，秉持超然客觀的態度，單純觀察這些思緒與衍生出來的情緒。

● 若你想要放下慢性疼痛的重擔，就必須變得專注用心，停止判斷，這一點很重要。從這個角度來看，你將不再批判自己的遭遇，而這意味著你不再仰賴負面基模或負面敘事，抑或其他加強疼痛惡性循環的方式。於是，你再也不需要逃避了，你可以和儲存在體內的過去經歷重新建立連結。

這項練習讓你向下扎根，時時刻刻都活在當下，為接下來的練習奠定基礎。

練習 6

呼吸

我在第一部第九章曾介紹過呼吸練習，現在是時候正式運用這項練習了。希望你已經按照我的建議，開始規律地練習呼吸，準備好加入更正式的練習計畫——亦即你現在即將開始的練習。我們將在練習11展開能量運作的練習，而呼吸是能量運作相當重要的一環，因為呼吸是很好的切入點，可以幫助你的心平靜下來，開始觀察能量流動。當你進行呼吸練習時，可以同時進行其他每日練習。一旦你的心平靜下來，你就能夠把注意力放在身體內部的感知上，並且明白你正在觀看的就是能量。

呼吸練習 1 （這跟你在第九章學到的是同一個練習。）

閉上眼睛，在椅子上挺身坐直，雙腳著地，雙手放鬆，隨意地擺放著。試著保持脊椎挺直，調整臀部姿勢，讓臀部支撐脊椎。如果你做不到這個姿勢，只要盡量採取最舒服的姿勢就好。現在，你的雙眼依然緊閉，留意你是否心平靜氣，或者依然心神不定，念頭轉個不停。如果你依然心神不定，或許是智識心智（你用來分析評估的思緒所在之處）或情緒心智（和你的情緒狀態有關的思緒所在之處）正在運作。現在把你的注意力放在呼吸上，先吸一口氣，讓空氣通過你的鼻孔，當空氣緩慢進入鼻孔，一路通到你的肺時，記得留意過程中的感覺，然後呼一口氣，把這口氣釋放到外面的空氣中。當你繼續專心呼吸時，刻意放慢呼吸速度。如果可以的話，試著每分鐘呼吸六到八次。只要盡力就好，別忘了讓自己保持舒服。不要為了計算呼吸次數而分心，忘了你的目標。你將開始察覺到，光是放慢呼吸，就可以讓你放鬆下來，漸漸心平氣和。最後，隨著練習，你的心將開始平靜，轉向超我心智，這是不帶判斷地純粹觀察狀態，在你的意識中沒有任何念頭流轉。不過是這麼簡單的舉動，卻讓你開始感到如釋重負。試著讓你吸氣與呼氣的時間保持一致，在吸氣與呼氣之間短暫閉氣片刻。

多久練習一次

可能的話，每天練習兩次，每次練習十到十五分鐘，或至少盡量常練習。

呼吸練習2

一旦你已經放慢呼吸速度，達到平心靜氣的程度，你就可以開始練習「內在知覺」了，也就是說，開始留意身體內部的感知。試著分辨哪些是痛苦，哪些是能量的感知。兩者完全不同，區別在於能量具有中性的特質。此外，試著讓那些感知自己來找你，而非你去尋找感知。只要讓心平靜下來，客觀地觀察你的思緒，那些感知自然就會朝你而來。你只需要懷抱平靜的心，專注於當下，讓訊息從你的身體進入你的心智。

多久練習一次

每天練習。這項練習可以幫助你做好準備，迎接後續更複雜的練習。

練習 7

誠實

對大多數人來說，「誠實」代表說實話。比方說，我們可以對別人坦誠說出自己的看法與感覺，這一點很重要。然而，為了有效清除我們內在背負的重擔（就是這些重擔害我們困在痛苦中），我們必須練習「對自己坦誠」。對自己坦誠代表告訴自己當下確切的感受。

為什麼自我坦誠對慢性疼痛患者這麼重要？許多患者的應對方式通常是迴避自己的情緒，不願觀察情緒。迴避就是對自己不誠實的一種舉動，因為這代表我們並未正視內在的真相。我們逃離真相，往往是因為我們相信真相令人痛苦。為了讓你能夠觀察自己與所背負的重擔，這種迴避的應對風格必須改變。等你成功做到這一點，你就更能夠活在當下了。

誠實的練習

這項練習有四個步驟：

1. 不帶判斷地感覺
2. 生命回顧
3. 重新界定過去
4. 不帶判斷地坦然接受

不帶判斷地感覺

閉上雙眼，感覺你的身體裡面有什麼。你感覺到的是簡單的感知。試著不要描述這些感覺（也就是說，不要把任何故事或解釋加諸於這些感覺上）。只要坦誠：這是我現在的感覺……這是我此刻的感覺……。

在這裡適合同時運用緩慢呼吸的練習，幫助你讓內心平靜下來，然後你就能夠如實感覺——亦即當你對自己坦誠時感覺到的真實感受。

生命回顧

一旦你已經釐清自己目前的感受與感知，想一想你的生活。你的生活過得好嗎？如果有機會改變的話，在你的生活裡有想要改變的事嗎？如果有的話，那些事對你目前的生活造成什麼影響？為了坦誠面對生活裡的這些面向，請你試著避免批判。只要把這一切當成事件來看就好。你看待這些事件時，就當自己正從第三者的角度觀賞電影。

重新界定過去

等你誠實客觀地回顧生命中的重要事件之後，現在你可以正確理解這些事件，明白直到此刻為止，過去發生的每一件事都無法改變。因此，你必須接受所有已經發生的事。這將會是一種學習經驗，讓你接受過去，但放下伴隨著過去而來的痛苦。過去再也不是債務，不應該繼續創造痛苦。學習活在當下，是我們改變未來、擺脫痛苦的最佳機會。這是一種重新建立架構的形式，你早已經學過。過去的重擔很可能會影響你目前的生活，但重新建立架構可以幫助你開始擺脫重擔。

不帶判斷地坦然接受

現在回到第一步，閉上你的眼睛，好好感覺。你只要保持坦誠，開始認清事實：你這一生經歷的痛苦或許已經對你造成影響。過去的痛苦對你目前的生活造成什麼影響？過去的痛苦導致你的人際關係和你與自己的關係發生什麼改變？過去的痛苦如何影響你全心投入生活的能力？過去的痛苦如何影響你的未來？

切記，誠實不見得包含批判。有時候，批判會害我們遠離誠實。請你花點時間好好回答這些問題。

多久練習一次

請按照順序練習這四個步驟，為了清楚瞭解痛苦如何改變你的人生，請你盡量常練習。別忘了，在克服慢性疼痛的過程中，誠實極為重要，但誠實不見得包含批判。這代表不要拿過去來譴責自己，你只需要當成自己在看電影，以這樣的心態來看待這些人生事件，從中學習理解。雖然重溫這項練習永遠都有幫助，不過，一旦你有信心，可以坦然面對自己的痛苦，你就不必每天做這項練習了。每當你覺得自己卡住了，灰心喪氣，就重溫這項練習，你將因此獲得洞見，知道從哪裡開始著手改進。

● 這項練習將幫助你把注意力轉向未來。未來是你即將開始改變的重點。

練習 8

我有什麼感覺？

現在是時候正視你身體裡面的許多感覺了。人們大多察覺不到這些感覺，因為他們選擇不要把注意力放在上面，或者從未學過怎麼做。

感知練習 1

這項練習是設計來幫助你感覺身體裡面的感知，除了疼痛與焦慮之外，你的身體裡面還有其他感知。

練習本身非常簡單。閉上眼睛，先做呼吸練習（請見練習6），放慢你的呼吸速度。

把注意力放在你的胸腔裡面，留意你感覺到的感知。試著讓自己單純地感覺那些感知，不附加任何描述。你很可能會有強烈、溫暖或緊綳的感覺，你還可能感覺到不安。這都很正常。請你允許自己繼續把注意力放在你的感覺上。在這一刻，單純地感覺身體裡面的感知；稍後，你將學習如何把這些感知當成能量來感覺。比方說，如果你正在痛苦中，就去感覺和痛苦有關的感知。試著單純體驗你身體裡面和痛苦有關的感知就好。把你的注意力放在上面，讓那些感知迎向你。現在逐步把注意力移到你的腹部，然後是你的骨盆、大腿、膝蓋、小腿和雙腳，在每個部位停留一會兒，好好感覺那裡的感知。接著，把注意力轉向你的頭，再來是你的脖子，最後是你的手臂。從頭到腳都練習一遍，別忘了，要在每個部位都停留一會兒，單純感覺那裡的感知。剛開始，你很可能會因為疼痛或智識心智而分心，不過，只要你繼續進行下去，你就會察覺在你的身體裡面，除了疼痛之外，還有許多其他感知。

多久練習一次

常常練習（至少一天一次，和你的呼吸練習一起進行——可能的話，一開始每天練習兩到四次），直到你發現自己已經時常意識到身體裡面的感知。然後，每週至少一到兩次重溫這項練習。

直到目前為止，你還沒允許自己不帶判斷地感覺。現在是時候這麼做了。

感知練習2：允許自己去感覺

能夠不帶判斷地感覺，意味著你正把注意力放在體內的感知上，而且，你允許所有被你察覺到的感知都保持純粹，這些感知或許包含一些基本元素，但沒有附加任何敘述。當這些感知依然屬於知覺，自然就不會在上面附加任何意義或故事。重要的是，你必須正式告訴自己，提醒自己，只要單純地感覺那些感知就好，不要附加任何判斷或敘事觀點。把這一點加到第一個感知練習裡，允許你停止敘述，擺脫判斷，深入你的身體裡面，單純感覺其中的感知。這需要練習。

多久練習一次

把這項練習加到第一項感知練習裡，每天練習一次，直到你可以充滿信心地完成練習為止，接著只要每週重溫一或兩次就好。

● 慢性疼痛患者往往變得很害怕感覺。他們總是預期每種感覺都有不好的一面，只會讓他們感覺更糟。你必須認清你何時害怕你的感覺，然後允許自己不帶恐懼或判斷地面對身體裡面浮現的感知。

練習9

外在知覺與內在知覺

在這項練習裡，你將學習不帶敘事觀點地體驗事物。我們要體驗兩種世界的感知。

外在知覺的練習

第一種世界是你身體以外的世界。當你感覺來自這個世界的感知，這個過程就叫「外在知覺」。試著檢視你在周遭世界看到的一切，然後拆解成基本元素，觀察各種角度、顏色與不同的陰影。在這項練習中，不要加入敘事觀點。在一天中找時間嘗試幾次。

內在知覺的練習

另一種世界則是你身體裡面的世界。當你感覺來自這個世界的感知，這個過程就叫「內在知覺」。通常人們都很擅長外在知覺，卻拙於內在知覺。你必須開始多多練習內在知覺，這一點很重要。若想改善你的知覺能力，唯一的方法是練習。你一定要很清楚這兩種環境截然不同。既然你明白外在知覺是怎麼一回事，你就更容易清楚分辨外在世界與內在世界的差異。在這項練習中，你開始找出哪些情緒符合你從身體裡面感覺到的感知，把相對應的情緒與感知搭配在一起。你開始明白，這些情緒比任何身體疼痛還早發生。你可能還會發現，漠視這些感知與附帶的情緒，是導致你飽受折磨的重要原因。

首先，你要允許自己去感覺體內的感知，然後讓相關的敘事觀點進入你的大腦，開始觀察這些敘事觀點，彷彿你正在看電影般——也就是說，從產生感知的「我」或「客觀自我」的角度來看。當你第一次感覺到與感知相關的情緒時，請好好探索這種體驗。然後，回到感知本身。接下來，以後當你感覺到同樣的感知時，再次好好體驗。在練習的時候，從頭到尾都要試著保持中立，不帶判斷，單純觀賞電影，體驗所有感知。

舉例來說，假設你開始感覺到腹部或胸腔的感知，然後把那些感知拆解成基本元素。你可能會注意到有股情緒和那些感知有關。現在捫心自問：「我第一次感覺到那股情緒是在什麼時候？」如果此時敘事觀點進入你的腦海中，把注意力放在上面。然後，把你的注意力拉回到感知上。你可以隨意向自己提問：「我第一次感覺到那些感知是在什麼時候？」然後問自己：「什麼時候我再度感覺到那些感知？」當你提問的時候，不帶任何分析、評估或判斷。讓資訊自動浮現。以這種方式體驗到的情緒，或許會被視為帶有敘事觀點的感知。

多久練習一次

已經內化的感知很可能與重擔息息相關，為了讓你準備好學習如何清除這些感知，請務必每天練習。

這是第一組練習的尾聲。你必須有把握做好前面的練習，才能繼續往下進行更複雜的練習。練習1到9可以大大舒緩你的慢性疼痛。在開始進行第二組練習之前，我們接下來會花點時間歸納目前學到的一切，探究「取得平衡」的意義，因為取得平衡是避免慢性疼痛復發的關鍵。

平衡

你必須採取措施，在你的人生找到平衡，這一點很重要。當疼痛吞噬了你的人生，你或許已經失去平衡的能力，也無法做些日常小事，讓自己健康度日；或許你從未真正學習過如何養成健康的習慣。過平衡的生活，意味著減少你的壓力，學習如何保持簡單，充分休息，吃得好，心神集中地行動，進行正念的練習，你的心時時感到平靜。這些心靈平靜的時刻每天都會漸漸增加，你應該積極努力，讓自己的心更常平靜下來。只要你養成習慣，開始做一些有益於健康的事，並減少壓力，這一切指日可待。再一次，你必須開始取得平衡，養成健康的習慣，不論這是你人生中第一次這麼做，還是你以前曾經做過、這次捲土重來，這一點都很重要。

養成加強平衡的習慣

除了呼吸練習之外，讓你取得平衡的習慣應該包括充足的睡眠、健康飲食和溫和的運動。

睡眠：開始在晚上養成習慣，讓你的心平靜到足以安眠，萬一你因為壓力而清醒，就再次讓自己回到平靜的狀態。你可以從練習6（呼吸）著手：只要把注意力放在你的吸氣和呼氣上就好。

營養：健康飲食非常重要。你應該減少食物的份量，只要吃到不餓就好，而且不要跳過正餐不吃。避免暴飲暴食。你一定要均衡飲食，避免攝取過量的糖和脂肪。針對你的飲食需求，向你的家庭醫生或營養師徵詢意見。

溫和的運動：在下一組練習中，我們將探討運動的重要性，例如氣功、太極拳或瑜伽等課程。這些課程可以幫助你輕鬆學會動作，也可以幫助你養成令人愉快的習慣，這樣一來，萬一課程結束，你就可以自行繼續。不論你選擇哪一種運動，請開始動動身體，每天伸展一下吧！

在進入更複雜的練習之前，下一項練習可以幫助你檢視能量，進而推動能量。

練習 10

運動

慢性疼痛患者常常限制自己的活動，就像我之前在本書提到的，當他們得知自己居然可以做那麼多活動，往往大吃一驚。你必須開始活動身體，這是讓你痊癒的關鍵環節之一。這項運動應該要讓我們全神貫注，而且一開始必須很溫和。

運動練習 1

慢性疼痛患者不記得如何用正常的方式控制肌肉動作。你必須回想起當肌肉正常運作與身體正常移動時是什麼感覺。那正是這項練習的目的。

所謂「全神貫注的運動」，指的是當你運動時，把注意力放在身體每一瞬間的動作上。如果身體有哪些部位感到疼痛，把你的注意力放在那裡，然後開始輕輕地動一動那些部位。你的動作應該要非常和緩，或是前後移動，或是朝同一個方向移動，然後輕輕地伸展。你必須開始留意是否有任何動作受限。如果確實有受限的情況，請你竭盡所能克服那些限制。比方說，如果你患有頭痛，你的脖子似乎沒辦法動，你可以先輕輕地動一動肩膀的肌肉、脖子前後的肌肉，盡量放慢動作，然後決定你要不要持續在那些部位施壓。

當你控制肌肉動作時，有兩件事必須注意。首先，肌肉有沒有出現抽筋的現象？肌肉抽筋代表肌肉非常緊繃。如果出現這種情況，你必須輕輕伸展肌肉，放慢動作。第二，肌肉是否蘊含壓力與情緒？這種感覺和抽筋、肌肉緊繃不同。如果你把手小心地放在肌肉上，即使只是輕輕碰一下，肌肉就會不自覺地疼痛，這代表你把情緒與壓力留在肌肉裡面了。請你輕輕地動一動那些受到影響的肌肉，允許自己開始釋放情緒與壓力。當你展開這項練習，請對自己非常溫柔。你需要花點時間伸展肌肉，畢竟這些肌肉已經有一段時間沒有好好動過了。如果可能的話，向你的家庭醫生徵詢意見，或去上瑜伽、太極拳、氣功等課程，在老師的指導下練習。不論如何，請開始活動身體吧！

此外，別忘了，心神集中也是這項練習的重點，也就是說，這項練習應該能讓你活在當下，不要受困於過去或未來。當空氣進出你的肺之際，你只要專注當下就好。

多久練習一次

你應該每天練習，而且別忘了，一開始動作要非常輕柔。在練習的時候，記得把注意力放在不同的部位，最後試著動一動身體的每塊肌肉。剛開始，你能做到的動作可能僅限於收縮肌肉。你一定要記得每天練習。

運動練習 2

你已經學會溫和運動，現在是時候開始多花點力氣運動了。然而，你必須全神貫注地進行，不帶判斷地活動身體，同時關注你的內在感知，保持平靜的心。有系統的正規運動，有助於全神貫注的活動。

如果有門路的話，不妨參加聲譽良好的氣功課程，或按照練習12（氣功）的建議，尋找值得信賴的氣功教學教材。對你來說，重點在於全神貫注地活動你的身體，做更多積極正規的運動，比你在運動練習1的運動量還大。不論你選擇什麼運動，都要全神貫注。你將在練習12學到更多這方面的技巧。氣功是心神集中的運動，具有目的性，而且有療癒的效果。在我們學習體驗能量與推動能量的過程中，這將是關鍵的練習。

多久練習一次

至少每週練習三次，不然就是盡量常找時間練習。

下一組是更高階的練習，你應該先對練習1到10有自信之後，再開始往下進行。

練習11

關於能量

在氣功的練習中，我們運用呼吸、能量與運動來讓心平靜下來。其中包含兩種類型的運動：

1. 身體肌肉與關節的運動
2. 氣（亦即生命能量）的流動

瞭解能量的練習

這項練習將幫助你培養「觀察體內能量」的能力。在後續練習中，你將運用這項能力，讓身體自我療癒。

閉上眼睛，開始放慢呼吸。把你的注意力放在身體內部的感知上。這些感知是能量的一種形式。能量感覺起來彷彿有點刺痛或發熱。如果你一開始沒有注意到任何感覺，沒關係。如果你正在努力嘗試探索身體裡面的訊息，記得要有耐心，讓訊息主動出現在你面前。別忘了你在練習7學到的「誠實」，在這裡也可以派上用場。如果什麼事都沒發生，不要嘗試捏造事實，只要坦然面對自己此刻的經驗就好。試著放慢你的呼吸速度，允許訊息浮現。

當你觀察能量的時候，留意你的經驗具有什麼特質。你是否感到刺痛或發熱？你的意識是否感覺到光明或黑暗？在你的意識中，是否體驗到一種特定的顏色？當你允許自己觀察能量時，你很可能會注意到許多不同類型的經歷。你只要好好留意就好，不要創造任何敘事觀點，然後繼續進行下去。

當你嘗試觀察能量，保持客觀是很重要的事。你的心裡應該只有觀察能量的意圖。

倘若你試著追尋能量，結果什麼都不會出現。這項練習的重點在於，單純擁有檢視或觀察能量的意圖。當我和病人一起做這項練習時，我總是告訴他們：「不要去追尋。不要欲求。不論你在過程中獲得什麼都懷抱感激，自然會有更多訊息出現在你面前。」換句話說，不論來的是什麼，都是禮物，因為你正在啟動你的療癒力。

你必須知道，身體本身早就擁有療癒的能力。身體天生就具備療癒機制。身體擁有意識。記得，讓心平靜下來，然後只要擁有療癒的意圖就好。擁有觀察體內能量的意圖。能量可能會以視覺或觸覺的形式出現，或者兩種形式同時出現。你只需要練習觀察。

多久練習一次

在理想的情況下，你的後半輩子應該每天都練習觀察能量。

練習12

氣功

氣功的療癒力是「氣」，或稱為「生命能量」。現在合適的時機終於到來，你可以趁此機會調整你對身體的觀點，從過去把身體當成絕對機械化與物質化的觀點，轉變成另一種觀點，開始把你的身體當成一種能量場。為了做到這一點，你必須做一些有助於培養這項能力的練習。

氣功練習（或稱為「內家氣功」）將幫助你培養能量。只要你可以加強對內在能量的瞭解，就能夠改善你運用能量療癒自己的能力。我必須再次強調，和其他治療方法相比之下，這是截然不同的觀點。透過規律地修練氣功，你將學會如何創造能量，讓心平靜下來，並運用呼吸來得到健康。只要經常練習，你就會痊癒。以線性邏輯來分析或理解氣功是無濟於事的。

氣功練習

若要呈現整套正式的氣功練習，恐怕會超過這本書的規模了。我建議你造訪氣功學會的網站：www.qigonginstitute.org，在那裡，你將找到許多資源、教學影片，還有練習氣功的人向初學者推薦 DVD 與書籍的建議。

我推薦的書是梁壽愚大師（Shou-Yu Liang）與吳文靜大師（Wen-Ching Wu）撰寫的《活力養生氣功：培養具有療癒功效的佛教與道家能量指南》（〈Qigong Empowerment: A Guide to Medical, Taoist, Buddhist, and Wushu Energy Cultivation〉）。另一本更容易找到的熱門書籍是肯尼斯・科恩（Kenneth S. Cohen）撰寫的《氣功之道：中國能量療癒的藝術與科學》（〈The Way of Qigong: The Art and Science of Chinese Energy Healing〉）。

氣功有許多不同的流派與形式。你只需要看氣功學會網站上的練習功法、其中一片受到推薦的 DVD（在 YouTube 上也找得到一些功法）或遵循其中一本書的指導，然後挑選一種或更多種你感到舒服自在的功法試試看，開始盡全力修練。每天練習。如果你覺得只挑三、四種練習，每天重複，做起來比較容易的話，歡迎你那麼做。對自己溫柔一點，不要批判、評價自己。每一步都很重要，修練氣功的重點不在於「竭力完成」。

另一個選項是報名參加正式的氣功課程。如果你有能力這麼做的話，這是最好的做法。

最重要的是你擁有想要痊癒的意願。任何事都沒有這件事重要。

多久練習一次

理想上，你應該把氣功納入每日必做的練習。不過，我瞭解時間有限，所以，你盡量常練習就好。

練習13

觀看能量

透過這項觀看能量的氣功練習，你將學會如何創造能量，讓心平靜下來，並運用呼吸來得到健康。

觀看能量的練習

當你觀看能量的時候，你只要任由訊息朝你而來。你可以把注意力放在呼吸上，放慢呼吸速度，以此做為切入點。之前你已經在練習6做過了，所以這不是新東西。等你放慢呼吸到大約每分鐘六至八次，維持穩定的速度之後，開始把你的注意力轉向身體裡面。你或許會想從一個部位開始，例如你的腹部，或把你的身體當成整體來看。當你觀看能量時，只需要把注意力放在身體裡面，刻意保持意識清醒，不帶判斷地客觀觀察。客觀觀察包括任由訊息流向你，不主動去尋求訊息。你需要時間才能明白這一點，不過，一旦你獲得心平氣和的能力，這種觀察就會變容易許多。你一定不能抱持任何期望——在做這項練習時，不論發生什麼事都沒關係。允許你的身體、心智、大腦與靈性發揮作用。不論你接收到什麼訊息，都是適合你當下生命狀態的訊息。不要判斷，不要追求，不要希望某事發生。只要任由能量流向你，觀察你內在的訊息。

多久練習一次

理想上，這應該變成終生的每日練習，不過你盡量常練習就好。

練習 14

觀點

這項練習是設計來幫助你明白你已經接納新觀點了。現在你正把身體裡面的訊息當成能量來看待。雖然這是新做法，一開始並不容易做到，但很快就能讓你改變自己。

觀點的練習

這項練習將開始教導你觀察與創造能量。

當你放慢呼吸速度，讓呼吸節奏保持平衡（吸氣搭配呼氣），然後，當空氣流入肺裡面的時候，假裝你正從其中一個肺觀看空氣進入。看著空氣進入你的肺裡面。你心裡明白，空氣攜帶氧氣，而氧氣通過你的肺組織，進入血液中，傳送到全身的所有組織。氧氣一碰到組織，就會創造能量。你可以想像當氧氣通過你的肺，進入血液時，正在創造能量。

靜靜坐著，想像整個過程。一開始，你只需要關注氧氣進入你的肺，然後被攜帶到全身的組織。接著，開始感覺能量正在你的雙手、雙腳與全身的其他部位匯聚起來。

最好可以一次練習十到二十分鐘。別忘了，當空氣通過你的肺，它正在創造能量。它正在匯聚能量。允許自己觀看能量匯聚的過程。

多久練習一次

剛開始練習的前四週，每天連同呼吸練習一起進行。之後，這就會變成另一項練習的一部分了。

練習 15

面對逆境與擺脫逆境

等你已經做過練習13與14，學會把身體裡面的感知當成能量觀看之後，你就可以開始清除負面能量了，一舉擺脫這個在你身體裡面造成重擔的罪魁禍首。這項練習會說明如何進行這個過程。

擺脫逆境的練習

一旦負面能量卡在你的身體裡面，就會創造逆境，這項練習將教你如何清除負面能量。

你在練習14「觀點」中已經觀察過肺裡面的能量，這項練習正是以你所學到的內容為基礎。當你開始放慢呼吸速度，觀看身體裡面的能量時，你將察覺負面能量似乎滯留或卡在一些身體部位裡面。當你剛開始感覺到那股能量時，問自己腦海中是否浮現任何敘事觀點。你只需要任由念頭來來去去。當念頭開始流經大腦時，你繼續把注意力放在能量上。現在，專注在呼吸上面。想像當空氣進入你的肺之際，能量漸漸匯聚。如果你任由能量匯聚，你的呼吸將會帶有能量。然後，你就可以感覺到這股能量隨著每一次緩慢的呼氣從你的身體清出去，然後在呼出氣之後繼續釋放，直到能量消失為止。逆境在你的身體裡面化為滯留的能量，透過這個過程，你就可以清除這股不幸的能量。剛開始你可能會需要一些練習。

多久練習一次

現在這項練習應該成為你的練習重點，加上運動練習和正念練習，每日持續操練。

練習 16

能量的五大通道

既然你已經開始觀察能量，接下來我將介紹五個身體裡面的區域，你可以從那裡觀察能量。從這些區域觀察能量，將讓你匯聚並創造能量。

五大能量通道練習

透過這項練習，你將學會觀察能量、培養能量、如何透過動作讓能量治療你的身體。

每次練習都要從放慢呼吸開始，然後在你的肺裡面找到一個安全的位置，你可以從那裡觀察身體裡面的能量（練習14）。當你開始觀察氧氣的交換，通過你的血液，匯聚能量，你可以試著從五個區域（五大通道）觀察你的能量。

通道1：從你的肺往上到頭部，然後找到你的鼻梁。現在從你的鼻梁往上一指寬，然後朝你的頭往內兩指寬，從那個角度觀察能量。

通道2：從你的肺稍微往左，直到你感覺自己位於心臟上方，然後往右兩指寬。這是你觀察能量的下一個區域。

通道3：從你的胸口中央往下到肋骨盡頭，連接橫膈膜的地方，然後往下兩指寬。這是你觀察能量的下一個區域。

通道4：從你的胸口中央出發，一路往下到你的上腹部，找到中央的肚臍，然後從肚臍往下三指寬。這是你觀察能量的下一個區域。

通道5：從你的腳背一路往下，直到腳背的盡頭。從大腳趾的中央點出發，沿著這條線前進，直到盡頭。現在到你的腳掌，從大腳趾底下的位置，沿著中間的線前進，直到盡頭；然後把腳掌前端的位置當作中心點，沿著這條線前進，直到盡頭。在你腳掌前端的盡頭，往後兩指寬的距離。這是你觀察能量的下一個區域。

當你從這些通道觀察能量的時候，別忘了允許訊息流向你。不要追求，不要渴望。不論你觀察到什麼，都是你當下適合看到的。你只需要抱持觀察的意圖，不帶判斷或期望，不論發現什麼都心懷感激。

多久練習一次

每週練習三次。

練習17

情緒處理

過去充滿情緒的遭遇經過內化，轉變成負面能量，你在練習15學過如何運用呼吸清除負面能量。既然你已經練習過從能量的角度看待身體內部，現在你已經準備好推動那股能量，讓它發揮療癒作用。

把內化的情緒轉變成能量的練習

這項練習將讓你推動能量，療癒身體。

當你的程度已經到了可以輕鬆完成練習16「五大通道」，你將開始留意到你的身體裡面很可能有負面能量滯留。現在，允許自己移動那股能量。身體自然知道該如何進行，你不必努力嘗試或刻意為之，只需要有所意圖就好。這裡的「意圖」意味著讓你自己處於這樣的心態中：你想要療癒，而且不會試圖掌控療癒過程。把你的注意力放在能量上，然後允許能量流動。整件事就是這麼簡單：你打算讓能量流動。你不必努力促進能量流動。

多久練習一次

既然你已經到達這個階段的練習，這項練習就變成你的重點了。如果你需要回顧任何其他練習，你可以放手去做，因為那些練習是練習17的基礎。你可以把練習15看成類似的練習，畢竟兩者都涵蓋處理重擔、逆境與負面的情緒能量。

練習18

意識

靜下心來，感覺自己有意識——這或許依然是充滿挑戰的全新練習，不過，你練習得愈多，就會變得愈容易。你必須明白，就像心智擁有智慧一樣，身體也擁有智慧，只是，身體的智慧一點也不像心智的智慧。身體的智慧可以讓你新發現的意識以全新的方式蒐集訊息。這是被動的，因為你不必努力嘗試，訊息自然就會流向你。你只需要保持臨在，願意讓訊息流向你。你唯一要做的就是抱持讓身體療癒的意圖。這很簡單，雖然我們往往把事情變困難。

意識的練習

這項練習將幫助你保持療癒的意識。

花點時間回想之前的練習。哪些練習看起來最有幫助，能夠讓你的心平靜下來？你白天有空的時候，讓自己進入平靜的心中，停止判斷，允許自己擁有療癒的意圖。不要努力嘗試，只要讓它發生。

在心平靜氣之際，你將更瞭解自己的意識。你只要允許訊息流向你就好。那就是身體的智慧運作的方式。你唯一必須做的事就是保持臨在，內心平靜。其他什麼都不必做，你需要的所有訊息都在那裡，將會朝你而來。

多久練習一次

每天都要盡量常常練習。到了這個階段，這一點很重要，在這十八項練習當中，你可以挑選一些最有幫助的練習，變成每日的例行公事。我希望你已經到達感知能量的境界，或許還可以推動能量，把你內在壓抑的重擔引發的能量清除一空。不論你一天有多少時間，都要試著做一些練習，讓能量流動。這些練習可以變成你生活方式的一部分，幫助你把自己從疼痛與重擔中解救出來。

結語

重新訓練心靈與身體

我們已經來到練習的尾聲，這本書即將結束。在這本書的第一部，你瞭解了你的大腦、心智與身體。第二部收錄的練習是設計來幫助你克服慢性疼痛。本書的第一部對你的智識心智與情緒心智產生影響。而在這些練習中，你學習擺脫智識心智與情緒心智。成功來自練習——透過這種練習，影響你的大腦結構，改變你的心智運作方式，幫助你發掘超我，協助你放下過去痛苦與不幸的重擔，允許你的身體充分發揮天生的療癒潛能，實際達到療效。

為了重新訓練你的大腦、心智與身體，你必須練習。請好好問自己，你是否願意每天投入時間做這些練習，好讓自己擺脫慢性疼痛的重擔。你承諾以後都要採取平衡健康的生活方式嗎？這些練習可以帶你邁向那個目標。請你承諾每天都會有所行動。

你已經浪費多年時間在痛苦上了，搞不好耗去了你大半輩子。允許自己解除這種痛苦吧！你生來不是注定要受苦的。沒有人命該如此。將這一點謹記在心，這是為你準備的最後一項練習。

停止受苦

多久練習一次

在你的餘生，時時刻刻都要練習。

如何進行

做這些練習。停止判斷。開始過平衡的生活。允許自己療癒。

止痛的秘密

拯救無數慢性疼痛患者！醫學博士帶你走出身心不安的負循環

大寫出版
書　　系 ■ be Brilliant! 幸福感閱讀　書號 ■ HB0022
著　　者 ◎ 彼得・普瑞茲柯（Peter Przekop）
譯　　者 ◎ 沈維君
特約編輯 ◎ 鄧心彤
行銷企畫 ◎ 郭其彬、王綬晨、邱紹溢、張瓊瑜、陳雅雯、王涵、余一霞
大寫出版 ◎ 鄭俊平、沈依靜、李明瑾
發 行 人 ◎ 蘇拾平
出 版 者 ◎ 大寫出版 Briefing Press
發　　行 ◎ 大雁文化事業股份有限公司
地址：台北市復興北路 333 號 11 樓之 4
電話：（02）27182001
讀者服務信箱：andbooks@andbooks.com.tw

初版一刷 ◎ 2017 年 09 月
定　　價 ◎ 380 元
ISBN ◎ 978-986-95197-2-4

大雁出版基地官網：www.andbooks.com.tw

國家圖書館出版品預行編目 (CIP) 資料

止痛的秘密：拯救無數慢性疼痛患者！醫學博士帶你走出身心不安的負循環
彼得．普瑞茲柯 (Peter Przekop) 著；沈維君譯
初版：臺北市：大寫出版：大雁文化發行，2017.09
368 面；15*21 公分 (be brilliant! 幸福感閱讀；HB0022)
譯自：Conquer chronic pain : an innovative mind-body approach

ISBN 978-986-95197-2-4 (平裝)
1. 疼痛醫學

415.942　　106013317